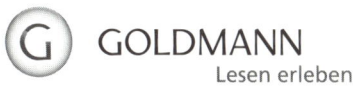

GOLDMANN
Lesen erleben

Buch

Der ausgewiesene Experte auf dem Gebiet des Tinnitus, Dr. med. Eberhard Biesinger, bietet hier Rat und Hilfe, um den Ursachen für Ohrgeräusche auf die Spur zu kommen und den weiteren Verlauf positiv beeinflussen zu können. Der Autor gibt einen fundierten Überblick über alle wirksamen Behandlungen – im Akutfall wie auch bei chronischen Beschwerden. Ausführlich beschreibt er z. B. die Retraining-Therapie, stellt aber auch alternative Verfahren vor und bewertet sie: Was bringen z. B. Ayurveda, die Sauerstoffkammer oder die Neural- und Körpertherapie? Er informiert darüber, welche neuen Verfahren nützen können und was sich derzeit in der Forschung tut. Selbst aktiv sein und seiner Gesundheit mehr Aufmerksamkeit einzuräumen hilft auf jeden Fall: Effektive Selbsttherapie in Form von Entspannung, Yoga oder Genusstraining bringt Lebensqualität zurück. Diese Methoden sind mit Leichtigkeit zu Hause anzuwenden, und eins ist sicher: Gesunder Schlaf, richtige Ernährung und Stress-Balance helfen, das Leben mit Tinnitus zu bewältigen.

Autor

Dr. med. Eberhard Biesinger ist niedergelassener Arzt für Hals-Nasen-Ohren-Heilkunde in Traunstein. Er hat sich auf die Behandlung von Ohrgeräuschen spezialisiert. Für sein Bemühen um Tinnitus-Patienten ist er von der Deutschen Gesellschaft für HNO-Heilkunde, Kopf- und Halschirurgie mit dem Hoffmann- und Heermann-Preis ausgezeichnet worden.

Dr. med. Eberhard Biesinger

Tinnitus
Endlich Ruhe im Ohr

Ursachen erkennen und ausschalten
Die besten Therapien
Mit Selbsthilfeteil

GOLDMANN

Alle Ratschläge in diesem Buch wurden vom Autor und vom Verlag sorgfältig erwogen und geprüft. Eine Garantie kann dennoch nicht übernommen werden. Eine Haftung des Autors beziehungsweise des Verlags und seiner Beauftragten für Personen-, Sach- und Vermögensschäden ist daher ausgeschlossen.

Wichtiger Hinweis: Wie jede Wissenschaft ist die Medizin ständigen Entwicklungen unterworfen. Soweit in diesem Werk eine Dosierung oder eine Applikation erwähnt wird, darf der Leser zwar darauf vertrauen, dass Autor und Verlag große Sorgfalt darauf verwandt haben, dass diese Angabe dem Wissensstand bei Fertigstellung des Werkes entspricht. Für Angaben über Dosierungsanweisungen und Applikationsformen kann vom Verlag jedoch keine Gewähr übernommen werden. Jeder Benutzer ist angehalten, durch sorgfältige Prüfung der Beipackzettel der verwendeten Präparate und gegebenenfalls nach Konsultation eines Spezialisten festzustellen, ob die dort gegebene Empfehlung für Dosierung oder die Beachtung von Kontraindikationen gegenüber der Angabe in diesem Buch abweicht. Eine solche Prüfung ist besonders wichtig bei selten verwendeten Präparaten oder solchen, die neu auf den Markt gebracht worden sind. Jede Dosierung oder Applikation erfolgt auf eigene Gefahr des Benutzers.

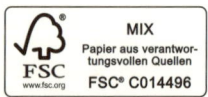

Verlagsgruppe Random House FSC® N001967
Das für dieses Buch verwendete FSC®-zertifizierte Papier
Classic 95 liefert Stora Enso, Finnland.

2. Auflage
Vollständige Taschenbuchausgabe Januar 2012
Wilhelm Goldmann Verlag, München,
in der Verlagsgruppe Random House GmbH
© 2007 TRIAS Verlag in MVS Medizinverlage Stuttgart GmbH & Co. KG., Stuttgart
Umschlaggestaltung: Uno Werbeagentur, München
Umschlagillustration: Getty Images/Laurence Monneret
Zeichnungen: Karin Baum, Paphos/Zypern
Redaktion: Dr. Sabine Klonk, Stuttgart
Satz: Barbara Rabus
Druck und Bindung: GGP Media GmbH, Pößneck
CB · Herstellung: IH
Printed in Germany
ISBN 978-3-442-17295-5

www.goldmann-verlag.de
Besuchen Sie den Goldmann Verlag auch im Netz

Inhalt

Selbsthilfe

Geleitwort

Es gibt Bücher, die das Ergebnis einer neuen Entwicklung sind, und andere, die eine neue Entwicklung einleiten, wie beispielsweise der Vorgänger dieses Buches. 1986 erschien im TRIAS Verlag das erste deutsche Tinnitus-Buch von Dr. Franz-Josef Ganz unter dem Titel »Ohrgeräusche«. Ein Buch, dessen Bedeutung für die Entwicklung der letzten zehn Jahre gar nicht hoch genug eingeschätzt werden kann. Es ermutigte und motivierte mich, bereits im Jahre seines Erscheinens die Deutsche Tinnitus-Liga ins Leben zu rufen.

Das Wissen um die große Not von unzähligen Tinnitus-Betroffenen in Deutschland hat in der Zwischenzeit zahlreiche Mediziner und Psychologen auf den Plan gerufen, Menschen, an die sich die Betroffenen menschlich wie therapeutisch »halten« können. Das sind zugleich aber oft auch Personen, die sich mit ihrem hohen Engagement ohne ausreichende Ressourcen als Einzelkämpfer vorkommen oder doch vorkommen müssten, wären sie nicht untereinander freundschaftlich verbunden und gäbe es die Tinnitus-Liga nicht.

Inzwischen gibt es zahlreiche, zum Teil hervorragende Bücher, und auch an sonstigen Informationen ist kein Mangel. Wir wissen heute, wie wichtig eine umfassende und zuverlässige Information in Form des »Directive Counselling« nicht nur für Ärzte und sonstige Therapeuten, sondern auch insbesondere für die Betroffenen selbst ist, um ihnen ihre Ängste zu nehmen und sie auf einen hilfreichen Weg zu bringen. Und doch, oder gerade deswegen, fällt es dem Betroffenen wie dem Fachmann oft noch schwer, einen geordneten Überblick zu bekommen und Wege zu den Schwerpunkten zu finden. Das ist ganz natürlich. Der amerikanische Schriftsteller Mark Twain hat einmal gesagt, die Beseitigung des Unwissens habe erst einmal ein großes Durcheinander zur Folge (»Every kind of research is replacement of ignorance with confusion«).

Dieses Buch von Eberhard Biesinger, dem ich mich durch unsere gemeinsame Arbeit für die Tinnitus-Betroffenen sehr verbunden fühle, hat mich sehr berührt, und ich bin glücklich und erleichtert, dass er es geschrieben hat. Erleichterung empfand ich deshalb, weil ich auf ein solches Buch schon lange gewartet hatte, auf ein Buch, mit dem wir, unsere Liga und ihre fachlichen Freunde, eine längst anstehende neue Entwicklung einleiten können.

In seiner ebenso liebevollen wie sorgfältigen Darstellung fand ich vieles von dem wieder, was mir schon seit langem als Wegweisung für meine Mitbetroffenen und deren fachliche Ansprechpartner wichtig erschien, ohne dass ich es aber verbindlich und zuverlässig hätte artikulieren können. Die Lektüre des Buches kam mir deshalb wie die Wanderschaft durch ein bekanntes Gelände vor, mit immer neuen, unbekannten Ausblicken. Begriffe, mit denen ich mich bisher vertraut glaubte, erhielten eine neue, sinnvolle Bedeutung, begannen von innen zu leuchten und neuen Zusammenhängen den Weg zu weisen.

Dieses Buch ist ein gutes Buch. In seiner infolge der großen Nachfrage schon sehr schnell notwendig gewordenen neuen

Auflage spiegelt es den zwischenzeitlichen wissenschaftlichen und therapeutischen Fortschritt wider, zu dem dieses Buch selbst nicht unwesentlich beigetragen hat. Fachleute werden hier den roten Faden für ihre Therapiebemühungen finden und die Betroffenen den Weg zu den »richtigen« Therapien, die sie möglicherweise im Laufe der Zeit zusammenstellen werden. Es eröffnet sich aber zugleich der Weg zu sich selbst, zu den eigenen Selbstheilungskräften und zu einem neuen Selbstgefühl.

Dieses Buch macht aktiv. Es bringt nicht nur Informationen, sondern zeigt Zusammenhänge und konkrete Besserungs- und sogar Heilungschancen auf, insbesondere auch durch die neue Tinnitus-Retraining-Therapie (TRT). Das wird unsere Mitbetroffenen von dem lähmenden Gefühl der Hilflosigkeit befreien und sie mit viel Hoffnung und Ausdauer erfüllen. Mithilfe dieses Ratgebers können sie das längst überholte ärztliche Achselzucken nach erfolgloser Akutbehandlung Lügen strafen, wonach der Betroffene eben »damit leben« müsse, weil man nichts mehr für ihn tun könne. Erfreulich sind schließlich auch die Hinweise auf den hohen therapeutischen Stellenwert der Arbeit unserer Liga.

Dieses Buch ist – jedenfalls in Deutschland – schließlich auch ein mutiges Buch. Es bezieht die alternativen Therapiemöglichkeiten bis hin zu den nach den Erkenntnissen der Psycho-Neuroimmunologie möglicherweise gar nicht so sinnlosen Bach-Blüten ohne Scheuklappen in die Therapiebemühungen ein und gibt dem mündigen Patienten die Möglichkeit, ihren oft ergänzenden Stellenwert abzuschätzen. So ist dieses Buch also auch ein »ganzheitliches« Buch und ein Buch der Selbsthilfe, das für alle, die Hilfe suchen und Hilfe geben könnten, ein wichtiges Buch sein wird. Später wird man vielleicht einmal sagen, es habe am Anfang einer neuen »Tinnitus-Epoche« in Deutschland gestanden: Alles hat seine Zeit.

Hans Knör

Ehrenpräsident und Gründer
der Deutschen Tinnitus-Liga

Vorwort

Liebe Leserinnen, lieber Leser,

das vorliegende Buch ist nunmehr im Schnitt alle zwei Jahre erneuert und ergänzt worden. Nunmehr stand aufgrund vieler neuer Erkenntnisse eine komplette Umarbeitung an. Diese neuen Erkenntnisse kamen zustande durch viele Gespräche mit Fachleuten, Forschern, aber vor allem den Patientinnen und Patienten. Somit haben Fachleute aus den verschiedensten Disziplinen und die Betroffenen selbst zum Gelingen beigetragen. Viele dieser Menschen hatten mir mitgeteilt, dass sie in diesem Buch eine neutrale Information und ein Fülle an Ideen zum Verständnis und selber Handeln bekommen haben. Darüber hatte ich mich sehr gefreut!

Geld- und Zeitmangel prägen leider unser Gesundheitssystem. Dies führt gerade bei chronischen Erkrankungen dazu, dass die Betroffenen sich selbst überlassen, ja vom Arzt und Therapeuten verlassen fühlen. Mit dem Gedanken »Mir kann man ja doch nicht helfen« graben sie sich in eine Isolation und Depression. Umso wichtiger ist heute die so genannte Laienbildung geworden, das heißt gerade beim chronischen Leiden muss der Patient selbst zum »Facharzt« seiner Krankheit werden. Auf dem Marktplatz des Internets sind hierfür die Angebote oft unübersichtlich und locken mit falschen Versprechungen. Dieses Buch soll deshalb zielgerichtet und mit einem möglichst großen wissenschaftlichen Hintergrund über Tinnitus und dessen Behandlungsmöglichkeiten unterrichten. Dies nicht nur für die betroffenen Patientinnen und Patienten, sondern auch für Therapeuten und Co-Therapeuten, denen nicht zugemutet werden kann, alles zu wissen.

Es würde mich sehr freuen, wenn Sie am Ende der Lektüre sagen könnten: »Jetzt weiß ich über Tinnitus Bescheid!«

Dr. med. Eberhard Biesinger

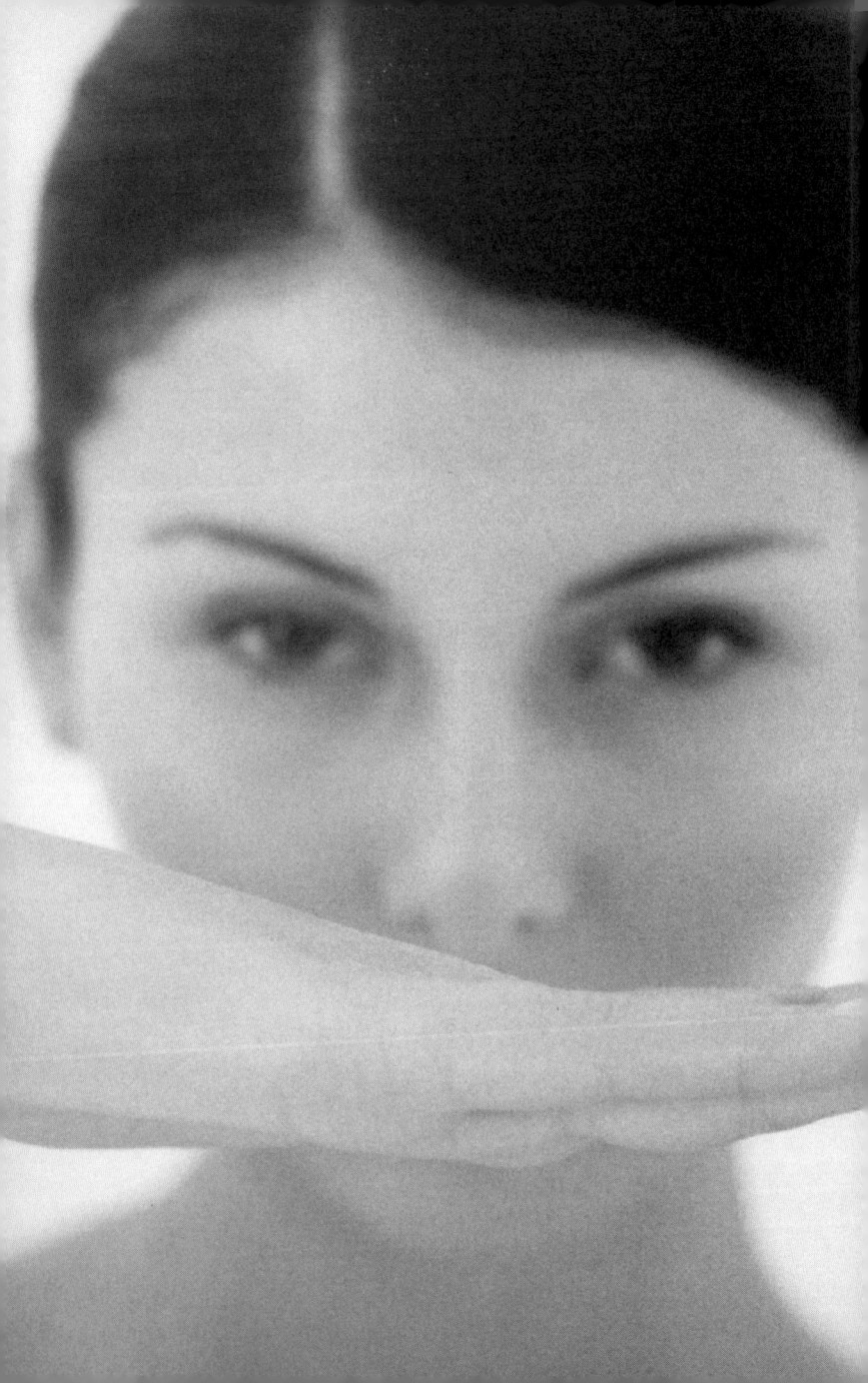

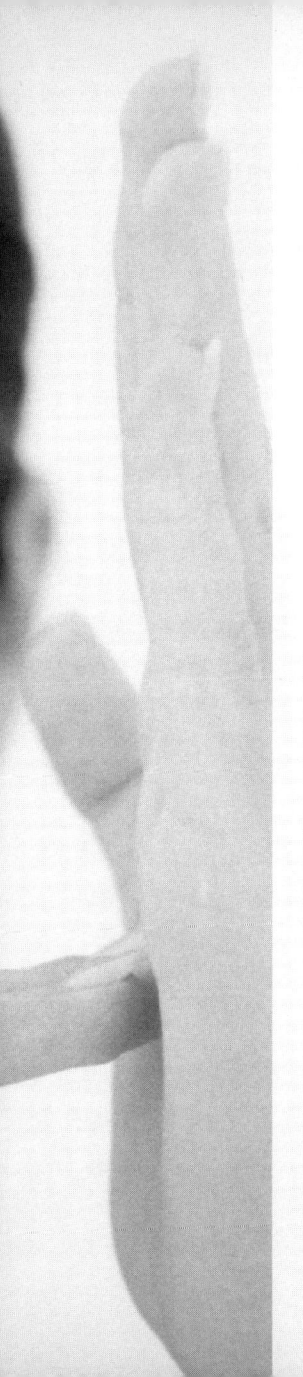

Basiswissen

*Wer das Ohr und seine
Funktion versteht,
lernt leichter, mit dem
Tinnitus umzugehen
und ein erfülltes Leben
zu leben.*

Die Behandlung des Tinnitus erfordert Teamwork

Etwa jeder zehnte Bundesbürger in Deutschland leidet an einem chronischen Ohrgeräusch. Die Kosten für unser Gesundheitswesen und die mit dem Krankheitsbild Tinnitus verknüpften finanziellen Belastungen unseres Gesellschaftssystems sind hoch. Demgegenüber steht eine weit verbreitete Unsicherheit bei Ärzten und Patienten in der Behandlung des akuten und chronischen Ohrgeräusches. Leider müssen Sie als Patient noch oft vom behandelnden Arzt hören, eine Therapie sei unmöglich. Eine solche Aussage muss Sie verunsichern, besonders dann, wenn Ihnen die mit dem Ohrgeräusch verbundenen Ängste vor einem gefährlichen Geschehen im geplagten Kopf nicht genommen werden.

Dieses Buch soll Ihnen den heutigen Wissensstand über die Behandlung des akuten und des chronischen Ohrgeräusches vermitteln. Es soll aber auch zeigen, dass Sie als Patient mit chronischem Ohrgeräusch erfolgreich betreut werden können – bevor Sie im Dschungel der mannigfaltig angebotenen »Therapien« untergehen.

Die Behandlung eines Ohrgeräusches ist immer eine Teamarbeit von Ihnen und Ihren Ärzten. Das Buch soll deshalb auch Hals-Nasen-Ohren-Ärzten (HNO-Ärzten), Psychologen und Therapeuten helfen, die gelegentlich vor dem chronischen Tinnitus kapitulieren. Denn es gibt keine schnelle Heilung, keine

»Tinnituspille«. Die Behandlung bleibt oft ein Ringen um Linderung, bei dem der Patient gefordert ist, aktiv zu sein, an sich zu arbeiten, sich und seine Lebenssituation wahrzunehmen und eventuell zu verändern. Sie war bisher aber auch oft ein mühsames Ringen seitens des Arztes, der hier seinem Anspruch auf Heilung nicht gerecht werden konnte. Inzwischen aber sind wir, Sie als Patient und Ihr Arzt, mithilfe der modernen Akutbehandlung und der in diesem Buch beschriebenen Konzepte dem Ziel einer Befreiung vom Ohrgeräusch wesentlich näher gekommen. Selbstbewusst können wir heute sagen, dass ein Leiden unter Tinnitus nicht akzeptiert werden muss!

Hören Sie die Alarmglocken?

Unsere Ohren sind 24 Stunden am Tag geöffnet. Stille empfinden wir heute fast als unnormal; unsere Zeit ist von Hektik und Betriebsamkeit erfüllt. Derjenige, der am lautesten schreit, wird zuerst bedient; ruhige Typen sind »out«. Zum Aufputschen der Seele gibt es Techno, Walkman, einen kräftigen Sound aus dem Auspuff, eine Vernetzung von Akustik und visuellem Out im Cyberspace. Und wenn es nur das dauernde Summen des Computers ist!

Ist unser wichtigstes Sinnesorgan, das Ohr, und seine komplizierte Nervenverknüpfung mit unserer Gefühlswelt und Wahrnehmung hierfür geschaffen? Vermutlich eher nicht! Wahrscheinlich ist dies die Hauptursache für die offensichtlich zunehmenden Probleme mit Tinnitus und Hörstürzen.

Sind wir uns überhaupt bewusst, dass das Hören unsere wichtigste Sinnesempfindung ist? Das Ohr ist das erste, vollständig ausgebildete und funktionierende Sinnesorgan im Mutterleib, und es ist das letzte Erlöschende im Tod!

Gesundes Hören

Die von Tinnitus Betroffenen sind wachgerüttelt, ihnen ist klar geworden, was gesundes Hören bedeutet. Wie war das vor dem Tinnitus? Haben wir überhaupt noch eine Empfindsamkeit für

das Hören? An wie viele Momente
können wir uns erinnern, in denen
wir uns den Naturgeräuschen bewusst hingegeben haben? An das
Rauschen und Plätschern des Was-
sers, an Vogelgezwitscher im Wald,
an das monotone Getrommel der
Regentropfen. Wann haben wir zu-
letzt den Flügelschlag eines Vogels

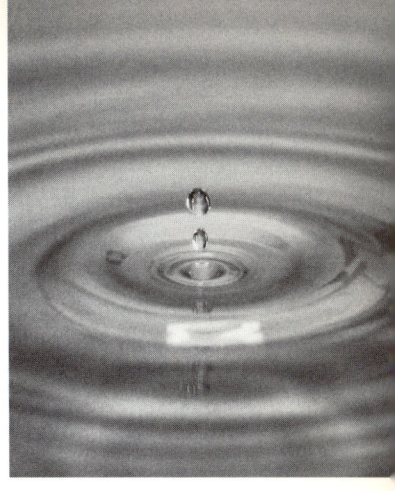

in der Luft gehört? Innenohrfunktionsstörungen mit Schwerhörigkeit und Tinnitus sind die häufigsten Krankheitsbilder
überhaupt und noch weiter im Zunehmen begriffen. Es scheint,
dass für unser Hören das letzte Stündlein geschlagen hat. Mit
der »Unsterblichkeit« eines normalen und unbeeinträchtigten
Gehörs ist es vorbei. Begriffe wie Hörsturz und Tinnitus haben
ihre medizinische Anonymität verlassen und finden sich in der
Laienpresse wieder. Leider häufig nur unter einem Aspekt:
dem der Werbung für diese oder jene Therapie, ein Hoffnungs-
treiben für eine »Heilung«, die nicht mehr möglich ist und nur
den Hintergedanken eines Profits verfolgt. Dagegen ist über die
Möglichkeiten der Vorbeugung nur wenig zu lesen.

Schicksal Schwerhörigkeit?

Fest steht: Wenn wir so weitermachen, werden wir ein Volk von
Schwerhörigen sein, und zwar nicht erst im Alter! Die heutigen
wissenschaftlichen Erkenntnisse und Bevölkerungsstudien wi-

derlegen das Märchen der Altersschwerhörigkeit. Die so genannte Altersschwerhörigkeit ist nur selten ein vererbtes, unausweichliches Schicksal. Sicher gibt es einen Erbfaktor, der die Hörfähigkeit im Alter beeinflusst. Aber was vor 20 Jahren noch Hypothese war, ist heute gesichert: Unser Ohr ist nicht beliebig belastbar.

Verträgt das Innenohr die Zivilisation?

Ähnlich wie bei einer Batterie bekommen wir Ohr und Gehör mit Energie vollgeladen mit auf die Welt. Nutzen wir unser Hörsystem im Laufe des Lebens nicht bestimmungsgemäß, so lässt die Hörfähigkeit wie die Spannung der Batterie nach. Die Lärmschulden, die wir auf uns nehmen, werden im Ohr gespeichert. Dieses Schuldenkonto ist aber nicht mehr löschbar, und statt einer Schwerhörigkeit im Alter treten schon im mittleren Alter und früher Symptome vonseiten des Innenohres auf.

An der Funktionstüchtigkeit unseres Hörsystems werden wir eines Tages messen können, ob das Wunder Mensch unserer zunehmenden Technisierung gewachsen ist. Vielfältige Störgrößen wie

- Elektrosmog,

- verminderter Schutz der Erdoberfläche gegenüber kosmischen Einflüssen,

- Klimastörungen,

- nicht natürliche Produktion pflanzlicher und tierischer Nahrungsmittel,

- Genussgifte,

- Bewegungsmangel sowie

- Sorgen und Stress

beeinflussen unser Gehör. Die Verkettung all dieser Faktoren macht eine Analyse, in welcher Weise und ob sie überhaupt zur Entstehung des Ohrgeräusches beitragen können, fast unmöglich.

Weit verbreitet ist mittlerweile auch die Dauerberieselung mit Musik, deren Folgen für unser Gehör nicht absehbar sind. Kaum ein Warenhaus verzichtet auf die Beschallung seiner Kunden mit Musik, und nicht wenige von uns tragen einen Knopf im Ohr, der zu einem MP3-Player oder einem iPod gehört. Diese vermeintliche Rückzugsmöglichkeit schadet nicht nur dem Gehör sondern auch der sozialen Einbindung in die Gesellschaft.

Hinzu kommt unsere »zeitgemäße« Einstellung zum eigenen Körper. So wie wir täglich in Schule, Haushalt und Beruf hundertprozentig funktionieren müssen, erwarten wir dies auch von unserem Körper. Signale (auch akustische wie ein Ohrgeräusch), die oft eine zu starke Belastung andeuten, werden unterdrückt und als unakzeptabel betrachtet. Sie stören unsere Tüchtigkeit, Leistungsfähigkeit und unser Vorwärtskommen. Anstatt innezuhalten und über die individuellen Lebensumstände nachzudenken, sorgt der Störfaktor Tinnitus für Unbehaglichkeit, Angst und Stress. Damit werden mit dem Ohrgeräusch negative Impulse verknüpft.

Aus dieser Verkettung entsteht ein Teufelskreis zwischen

der beeinträchtigten Gefühlswelt und der Lautstärke des Tinnitus, der die Heilungschancen rapide sinken lässt. Tinnitus wird dann zur Krankheit, wenn die gewohnte Lebensweise nicht mehr möglich ist.

Unser Ohr ist in Gefahr

Denken Sie nur an die Autoindustrie, die mit großem technischem und personellem Aufwand den individuellen »Sound« jeder Marke pflegt. Jedes neue Modell, sei der Auspuff und Motor auch ganz anders konstruiert als der Vorgänger, muss ungefähr den gleichen Sound aufweisen. Nur so hört sich ein Porsche wie ein Porsche an, und ein BMW brummt wie ein BMW.

Wichtig Künstliche Geräusche sind so in unseren Alltag vorgedrungen, dass wir uns gar nicht mehr bewusst sind, wie wir durch fremde akustische Einflüsse manipuliert werden!

Die Arbeit in Großraumbüros ist nur möglich, wenn darin ein Hintergrundrauschen von etwa 40–60 dB existiert, das unbewusst von den Gesprächen und Geräuschen des Nachbarn ablenkt. Eine Beschallung der Menschen im Großraumbüro tagaus tagein mit bis zu 60 dB führt aber zu unterschwelligem Stress und einer Erschöpfung des vegetativen Nervensystems!

Lärm wird gemessen in Dezibel (dB), wobei Sie sich klarmachen sollten, dass eine Erhöhung des Lärmwertes um zehn dB subjektiv einer doppelten Lautstärke entspricht. Die Abbildung auf Seite 29 mag verdeutlichen, welche akustischen Energien in unserer Umwelt versteckt sind oder produziert werden. Bemerkenswert ist zum Beispiel die Lautstärke eines Presslufthammers mit etwa 100–110 dB, die locker von der Lautstärke einer Technoparty übertroffen wird. Niemand würde freiwillig nächtelang mit einem Presslufthammer spielen, der Umgang mit extremeren und zum Teil doppelt so lauten Geräuschen auf Partys wird aber unbekümmert akzeptiert.

Wichtig Von den Berufsgenossenschaften als Aufsichtsorgane zur Verhütung von Arbeitsunfällen und gefährdenden Momenten am Arbeitsplatz wird eine Grenzbelastung von 90 dB vorgeschrieben. Ist der umgebende Lärm lauter, so muss ein Lärmschutz getragen werden.

90 dB werden im Alltag von Walkman, Diskotheken etc. locker erreicht. Befindet man sich in einer Umgebung, in der die Verständigung untereinander nur noch durch Schreien möglich ist, sind diese 90 dB erreicht. Erstaunlicherweise zeigt die Abbildung auf Seite 29, dass Kinderspielzeug Spitzenwerte an Lärmemissionen erreicht. So ist die Lärmemission von 180 dB bei Knallpistolen der absolute Spitzenreiter.

Wie werden Geräusche psychoakustisch verarbeitet?

Die Abbildung auf Seite 29 zeigt, dass ein leiser Wind bzw. Blätterrauschen mit 30 dB sehr leise ist und von einem gesunden Menschen völlig ignoriert werden kann, insbesondere wenn dieses Blätterrauschen mit angenehmen Eindrücken verbunden wird. Ein Ohrgeräusch ist in den meisten Fällen leiser als diese Lautstärke und führt trotzdem den Betroffenen gelegentlich bis in die Verzweiflung. Komplexe, negative Verarbeitungsprozesse in unserem Gehirn machen dann aus einem harmlosen »Blätterrauschen« den gefürchteten Tinnitus.

Wichtig Lärm über 90 dB kann, insbesondere unter Alkoholeinfluss und bei längerer Beschallung, auf das Innenohr schädigend wirken. 90 dB sind erreicht, wenn Sie sich nur noch schreiend mit Ihrem Gesprächspartner unterhalten können!

Tinnitus – ein Problem im Ohr?

Das Ohr stellt nur den Empfänger der akustischen Signale dar. Die mit Tinnitus verknüpften Unannehmlichkeiten gehen aufgrund der zentralen Verarbeitungsprozesse vom Gehirn aus. Die Therapie eines chronischen Tinnitus muss dies berücksichtigen,

Disco
etwa 110 dB, ähnlich wie
Rockkonzerte, Technokon-
zerte oft doppelt so laut

Vorbeifahrt eines Zuges
ca. 90 dB, so laut wie eine
Kreissäge

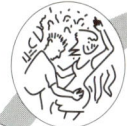

Düsenflugzeug
120 dB, in
300 m Höhe
noch ca. 105 dB

Presslufthammer
ca. 105 dB für den
ungeschützten Arbeiter

ab 85 dB
erste Schäden bei
Dauerbeschallung an
Hörzellen möglich

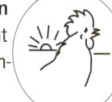

krähender Hahn
ca. 85 dB, so laut
wie ein vorbeifah-
render LKW

ab 120 dB
Gehörschäden
schon bei kurzer Ein-
wirkung

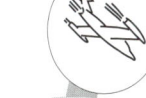

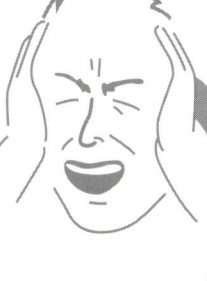

**vorbeifah-
render PKW**
80 dB, etwa
so laut wie
ein Fön

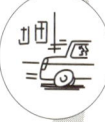

ab 65 dB
auf Dauer erhöhtes Risi-
ko für Herz-Kreislauf-Er-
krankungen

Kuss aufs Ohr
der Schmatzer er-
reicht bis zu 130 dB

Kinderpistole
bis zu 180 dB,
lauter als Gewehre
der Bundeswehr

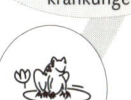

Wüste
bis 20 dB ist Stille,
Atmen erzeugt
etwa 10 dB

Frosch
bis zu 64 dB,
etwa so laut
wie ein Ge-
birgsbach

ab 30 dB
Schlafstörungen

ab 40 dB
Lern- und Kommuni-
kationsstörungen

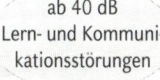

Zimmerlautstärke
ca. 55 dB für TV-Gerät,
so laut wie eine Wohnstraße

denn so wie das Gehirn und die akustische Wahrnehmung die Existenz eines Dauertons »gelernt« und gespeichert haben, kann die Wahrnehmung dieses Hörimpulses auch abtrainiert werden. Dies ist die Grundlage der »Retraining«-Therapie.

Jeder Mensch verfügt über einen so genannten »Grundtinnitus«, eine »Tinnitusbereitschaft« des Hörsystems. Dies kann man z. B. in einem absolut schalldichten Raum demonstrieren. Normalerweise wird dieser durch akustische Filter im Gehirn abgefiltert, sodass wir ihn nicht wahrnehmen. Die Stärkung und Nutzbarmachung dieser Filter bei Tinnitus ist eine der Aufgaben der Retraining-Therapie.

Info ### Ein Wort zu den Diskotheken

Freude an der Musik und am Tanz dürfen nicht durch pauschale Verdammung von Diskotheken zerstört werden! Folgende Ratschläge können Lärmschäden und die Entstehung von Tinnitus verhindern:

- *Die Beschallung der Tanzfläche:* Idealerweise erfolgt die Beschallung von Tanzflächen indirekt, zum Beispiel von oben, und füllt den Raum gleichmäßig aus.

- *Verantwortungsvolle Aussteuerung der Betreiber und des DJ's:* Schallbegrenzungen sind heute nur in wenigen Diskotheken Realität, auch wenn sie in manchen Ländern vorgeschrieben sind. Es liegt in der Verantwortung des DJ's und der Betreiber, dass vernünftige Schallpegel eingehalten werden. Eine wichtige Tatsache hierzu: Unsere Ohren adaptieren, das heißt, sie passen sich an. Wenn die Musik zunächst als laut empfunden wird, wird man sie nach ein bis zwei Stunden nicht mehr so laut empfinden. Deshalb drehen die Betreiber die Lautstärke im Laufe des Abends immer weiter hoch, um diesem Effekt entgegenzuwirken und die subjektive und stimulierende Akustik auf hohem Niveau zu halten. Dies führt dazu, dass Gäste, die erst am späten Abend in die Diskothek kommen und deren Hörsystem noch nicht adaptiert ist, besonders gefährdet sind. Deshalb: Zur Sicherheit, insbesondere zu späterer Stunde, Lärmschutz benutzen!

- *Alkohol führt zu einem empfindsameren Ohr!* Die Gefahr, nach einem Konzert oder einem Diskothekenaufenthalt einen dauerhaften Lärmschaden oder einen Tinnitus davonzutragen, ist mit Alkoholkonsum größer!

- *Last but not least:* Lärmschutz. Im Verlegenheitsfall kann ein mit Feuchtigkeit (zum Beispiel eigene Spucke!) getränktes Papiertaschentuch in den Gehörgängen einige Dezibel abfiltern. Wer öfter auf Konzerte und in die Diskothek geht, dem sei empfohlen, einen professionellen Lärmschutz beim Hörgeräteakustiker anfertigen zu lassen. Diese auch für Berufsmusiker geeigneten Systeme sind bezahlbar (circa 150–200 Euro, z. B. Elacin®) und verschaffen einen ungetrübten Musikgenuss bei geringerer Beschallung.

Wie Gehör und Hören funktionieren

Von der Ohrmuschel bis in die verästelten Strukturen des Gehirns laufen Vorgänge ab, die schließlich zum Höreindruck führen. Steigen Sie tiefer in die Details des faszinierenden Sinnesorgans Ohr ein und verfolgen Sie den Weg von der Schallwelle zur akustischen Wahrnehmung! Das erleichtert Ihnen das Verständnis für Entstehung und Behandlung der Ohrgeräusche.

Etwas Anatomie

Das Hörorgan (siehe Abbildung Seite 33) besteht zunächst einmal aus dem äußeren Ohr, also der Ohrmuschel und dem Gehörgang. Die Ohrmuscheln wirken als Schalltrichter. Sie bündeln also den Schall in den Gehörgang und unterstützen so das Richtungshören.

Der Gehörgang leitet den Schall weiter zum Trommelfell. An der äußeren Öffnung des Gehörgangs befinden sich feine Härchen, die wie ein Filter das Eindringen von Fremdkörpern verhindern. Hier wird auch das Ohrenschmalz (Zerumen) gebildet.

Die Nachbarschaft

In unmittelbarer Nähe des Gehörganges befinden sich vorn das Kiefergelenk und unten der erste Wirbel der Halswirbelsäule. Beide Strukturen haben eine enge Nervenverbindung, sowohl

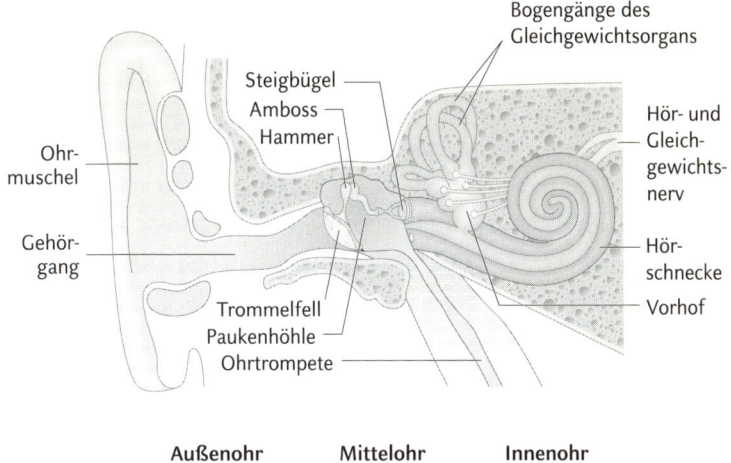

Bogengänge des
Gleichgewichtsorgans

Steigbügel
Amboss
Hammer

Hör- und
Gleich-
gewichts-
nerv

Ohr-
muschel

Gehör-
gang

Hör-
schnecke

Trommelfell
Paukenhöhle
Ohrtrompete

Vorhof

Außenohr   Mittelohr   Innenohr

untereinander als auch zum Gehörgang und zum Mittelohr. Aus diesen Verbindungen können sich Ohrenschmerzen und auch Tinnitus ergeben. Die Funktion der Kiefergelenke und der Halswirbelsäule wird in die ausführliche Diagnostik von Ohrgeräuschen deshalb mit einbezogen.

Mittelohr

Das **Trommelfell** schließt den Gehörgang nach innen ab. Es besteht aus einer feinen Membran, an deren Innenseite das erste Gehörknöchelchen, der Hammer, befestigt ist. Den Raum, in dem sich die Gehörknöchelchen befinden, nennt man das Mittelohr. Über das Trommelfell wird der Schall auf die drei Gehörknöchelchen (Hammer, Amboss und Steigbügel) übertragen und an das Innenohr weitergeleitet.

Info **Wirksamer als Salben: Ohrenschmalz**

Das Ohrenschmalz ist ein normaler Bestandteil des äußeren Ohres und kein Schmutz! Es wirkt stark antibakteriell und verhindert die Entwicklung von Hautausschlägen am äußeren Ohr. Es wird nur im äußeren Gehörgang gebildet und von dort immer nach außen transportiert. Mit dem berühmten Wattestäbchen wird das Ohrenschmalz eher nach innen, also in den Gehörgang gedrückt, wo es von der Gehörgangshaut weitaus weniger wirksam wieder nach außen transportiert werden kann.

Durch häufiges »Reinigen« dieser Art bildet sich ein Ohrenschmalzpfropf – auch eine Ursache von Tinnitus! Für die tägliche Reinigung genügt es, das nach außen transportierte Ohrenschmalz mit einem feuchten Handtuch am Gehörgangseingang abzuwischen.

Das **Mittelohr** verfügt über zwei Muskeln; sie sind am Hammer und am Trommelfell sowie am Steigbügel befestigt. Bei plötzlichem Lärm ziehen sie sich ruckartig zusammen und verhindern damit, dass der Schalldruck in seiner vollen Energie auf das Innenohr übertragen wird. Diese Muskeln haben also eine Schutzfunktion. Ihre Zuckungen können allerdings auch ein Ohrgeräusch hervorrufen, das sich als »Ticken« bemerkbar macht.

Das **innere Gehörknöchelchen**, der **Steigbügel**, überträgt den Schall auf das Innenohr. Da das Mittelohr einen luftgefüllten Hohlraum bildet, muss ein Druckausgleich nach außen möglich sein. Sonst würden äußere Druckschwankungen die Beweglichkeit der Gehörknöchelchenkette beeinträchtigen. So z. B. würde beim Tauchen der Wasserdruck das Trommelfell nach innen drücken und zu Ohrenschmerzen und Schwerhörigkeit führen. Dieser Druckausgleich geschieht über die Ohrtrompete, die eustachische Röhre. Bei jedem Schlucken wird sie durch Muskeln geöffnet, sodass im Mittelohr ein Druckausgleich nach außen stattfindet. Ist diese Funktion der Ohrtrompete gestört, z. B. bei Kindern durch zu große Rachenmandeln, kommt es zu einer Schwerhörigkeit und zur Ansammlung von Sekret im Mittelohr.

Innenohr

Die Weiterleitung des Schalles in unserer akustischen Umgebung ist mittels rein mechanischer Weiterleitung über die Luft als Träger möglich. Die Signalverarbeitung des gehörten Schalles in unserem Gehirn funktioniert jedoch (wie beim Computer) nur über elektronische Verarbeitung. Die Aufgabe des Innenohres ist es, den mechanisch gehörten Schall mittels komplizierter elektrophysikalischer und elektrochemischer Vorgänge in elektrische Signale umzuwandeln. Heute sind die komplizierten Abläufe dieser Umwandlung von akustischer in elektrische Information weitgehend geklärt. Man nennt diesen Prozess in der Fachsprache Transformation. Die Transformation findet in der **Hörschnecke** statt, in der etwa 48 000 kleine Mikrofone, die so genannten Haarzellen, dafür verantwortlich sind.

Info Prozess der Transformation

Der auf das Innenohr übertragene Schall berührt diese Sinneszellen an ihren haarförmigen Ausläufern.

Diese Ausläufer öffnen an der Sinneszelle Kanälchen (Ionenkanälchen, Abbildung Seite 41), durch die bestimmte Ionen, unter anderem Kalium und Natrium fließen. Die Haarsinneszelle wird aufgeladen, es entsteht eine elektrische Erregung.

Durch diesen Ioneneinstrom wird eine Erregung der Haarzelle eingeleitet. An der Seite der Haarzelle befinden sich Ionenkanäle, die für den normalen Ruhezustand der Sinneszelle verantwortlich sind und zu viel eingeflossenes Natrium oder Kalium wieder heraustransportieren.

Ist die Zelle durch einen solchen Vorgang erregt worden, so zieht sie sich ruckartig zusammen, was in der Fachsprache Motormechanismus der Haarzelle genannt wird. Dieser Motormechanismus führt zu einer gezielten Verstärkung und ist dafür verantwortlich, dass wir exakt hören können.

Unter Mithilfe von Kalzium produziert die Haarzelle an ihrem Ende nun bestimmte Trägerstoffe (Transmitter). Diese

Transmitter werden blitzartig freigesetzt und stellen die Verbindung zwischen der Sinneszelle und dem eigentlichen Hörnerv her. Diese Verbindung, die mithilfe dieser chemischen Prozesse gesteuert wird, nennt man Synapse (siehe Abbildung Seite 41). An den speziellen Ausläufern der Hörnerven in der Synapse passen diese Transmitter wie ein Schlüssel in das entsprechende Schloss. Sie lösen an den Hörnerven eine nunmehr rein elektrische Reaktion aus, die zum Gehirn weitergeleitet wird.

Wie kann das Innenohr Töne auseinanderhalten?

Würde man die Hörschnecke des Innenohres ausrollen »wie einen zusammengerollten Schlafsack«, so würde einem deutlich, dass die 48 000 Haarzellen nebeneinander angeordnet sind wie die Tasten eines Klaviers (siehe Abbildung Seite 39). So wie am Klavier auch ist praktisch jede dieser Sinneszellen für einen Ton verantwortlich. Dabei befinden sich die Sinneszellen für das Hören der hohen Töne nahe am Eingang der Hörschnecke (nahe des Steigbügels) und die Sinneszellen, die für das Tieftonhören verantwortlich sind, am Ende der Schnecke. Aus dieser Anordnung wird ersichtlich, warum bei einem Lärmschaden zunächst das Hören für die hohen Töne beeinträchtigt wird: Am Eingang der Hörschnecke ist die Energie des Lärms noch so hoch, dass hier die Haarzellen eher beschädigt werden.

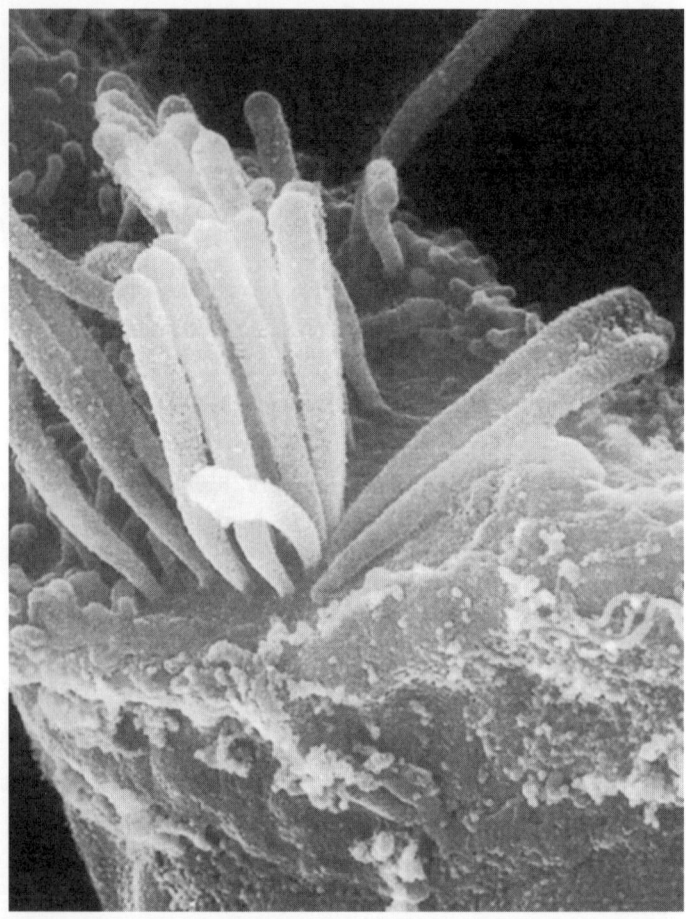

Elektronenmikroskopische Abbildung von Haarzellen aus dem Innenohr mit den charakteristischen Fühlern, die hier durch Lärmeinwirkung geknickt sind. Sie sind dann in ihrer Funktion gestört. Aus einer solchen Schädigung kann ein Ohrgeräusch entstehen. (Mit freundlicher Genehmigung von Dr. Koitschev, Tübingen.)

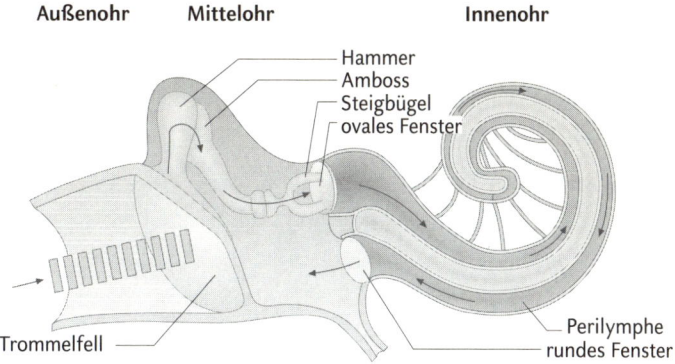

Außenohr   Mittelohr   Innenohr

Hammer
Amboss
Steigbügel
ovales Fenster

Perilymphe
rundes Fenster

Trommelfell

Die Hörschnecke mit ihren circa 48 000 Sinneszellen ist das »Mikrofon« unseres Hörsystems. Hier werden die mechanischen Schallwellen, die von außen kommen, in elektrische Informationen umgewandelt. Unser Gehirn kann nur diese elektrische Information weiterverarbeiten.

Welche Störungen am Innenohr führen zu Tinnitus?

Die mühsame, aber stetige Erforschung des Innenohres und der hörverarbeitenden Vorgänge im Gehirn machen uns heute eines deutlich: Es gibt nicht nur »den« Tinnitus, sondern eine Vielzahl von Fehlermöglichkeiten, die zu Tinnitus führen können. So lassen sich heute folgende Möglichkeiten einer Tinnitusentstehung im Innenohr darstellen (siehe Abbildung Seite 41):

- **Eine Schädigung der Härchenfortsätze.** Die Härchenfortsätze sind sozusagen die Antennen der Hörsinneszellen. Immerhin besteht das Innenohr somit aus über 1 000 000 beweglicher mechanischer Teile!

  Eine Schädigung des Härchenapparates wird meist durch Lärm hervorgerufen. Chronischer Lärmeinfluss oder auch akuter Impulslärm durch Explosionen führen zu einer direkten Schädigung dieser mechanischen Teile. Diese Schädigung durch Lärm ist eine der häufigsten Ursachen für akute oder chronische Ohrgeräusche.

- **Störungen im Bereich der Ionenkanäle.** Ein falscher Einstrom von Natrium bzw. Kalium in die Haarzelle kann zu einer Überreaktion und damit zur Auslösung von Ohrgeräuschen führen. Weshalb es zu einer Störung dieser Kanälchen kommen kann, ist noch nicht hinreichend geklärt. Eine Ursache sind jedoch Innenohrgifte wie zum Beispiel bestimmte Medikamente, zu denen auch Aspirin in hohen Dosen gehört.

- **Eine Schädigung der Ionenpumpen.** Die kleinen Pumpen an der Seite der Haarzellen reagieren ebenfalls empfindlich auf Zellgifte. Hierzu gehören auch bestimmte Medikamente, aber auch sehr wahrscheinlich Genussgifte wie zum Beispiel Nikotin.

- **Ein gestörter Motormechanismus.** Die richtige Kontraktion der Zelle bei einer Schallerregung ist von entscheidender Bedeutung für unser genaues Hören. Der Motormechanismus der Haarzelle führt nicht nur zu einer Verstärkung des Schalles, sondern ermöglicht es, dass jede einzelne der 48 000 Haarzellen ihr eigenes Signal zum Gehirn weiterleiten kann. Somit ist es uns möglich, auch aus einem uns umgebenden Dschungel von Geräuschen bestimmte Signale herauszuhören. Im Konzertsaal ermöglicht es diese Fähigkeit, dass wir einzelne Instrumente unterscheiden können.

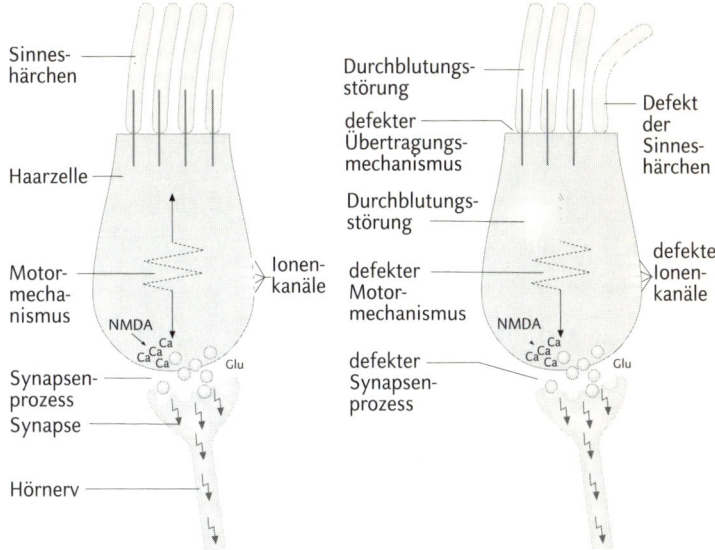

Sinnes-
härchen

Haarzelle

Motor-
mecha-
nismus

NMDA

Ionen-
kanäle

Synapsen-
prozess
Synapse

Hörnerv

Durchblutungs-
störung

defekter
Übertragungs-
mechanismus

Durchblutungs-
störung

defekter
Motor-
mechanismus

NMDA

defekter
Synapsen-
prozess

Defekt
der
Sinnes-
härchen

defekte
Ionen-
kanäle

Links: Umwandlung des mechanischen Impulses in einen elektrischen
(Nerven-)Impuls mithilfe der Ausschüttung von Botenstoffen. Am synap-
tischen Spalt sind der Neurotransmitter NMDA (n-Methyl-D-Aspartat),
Kalzium (Ca) und Glutamat (Glu) an der Weitergabe des Signals beteiligt.

Rechts: Bei der Schallverarbeitung durch die Haarzelle können Störungen auftreten, die an der Entstehung von Tinnitus beteiligt sind.

Ist dieser Mechanismus gestört, kommt es zum so genannten »Motortinnitus«. Hierbei kommt es zu willkürlichen und
unkontrollierten Kontraktionen der Zelle, ähnlich wie bei
Herzrhythmusstörungen.

Ein besonderes Kennzeichen eines Motortinnitus besteht darin, dass er durch äußere Schalleinwirkung zum Verschwinden gebracht werden kann: Die betroffenen Patienten be-

schreiben, dass zum Beispiel durch das Geräusch eines Rasierapparates, beim Autofahren oder auch beim Hören bestimmter Instrumente der Tinnitus kurzzeitig verschwindet. In der Fachsprache heißt dieses Phänomen »Residuale Inhibition«.

Ein solcher Motortinnitus eignet sich deshalb besonders gut zur Therapie mit Tinnitus-Maskern, wie es Teil der Retraining-Therapie (Seite 141) ist.

- **Störungen im Bereich der Signalübertragung zum Hörnerv (Synapse).** Die Forschung von krankhaften Störungen im Bereich der synaptischen Übertragung nicht nur am Innenohr, sondern auch im Gehirn, läuft derzeit auf Hochtouren.

  Es wird vermutet, dass bestimmte Erkrankungen wie zum Beispiel Depressionen oder Hirnleistungsstörungen, aber auch chronischer Schmerz und Tinnitus infolge einer Störung dieser chemischen Vorgänge in den Synapsen zustande kommen. Die nähere Zukunft wird zeigen, welche Rolle dabei den einzelnen beteiligten Substanzen (Kalzium, Magnesium und Transmitterstoffe wie Glutaminsäure etc.) zukommt.

Wie wird die Empfindlichkeit des Innenohres geregelt?

Die Empfindlichkeit und die »Aussteuerung« unseres Innenohres funktioniert wie bei einem Mikrofon an der Stereoanlage. Ist unser Ohr, zum Beispiel in einer Diskothek, einer lauten Beschallung ausgesetzt, wird die Empfindlichkeit des Ohres her-

Managertinnitus

Aus der Sprechstunde

Karlheinz B. kommt mit seiner Ehefrau bei einer sonntäglichen Spazierfahrt mit dem Cabrio an einem Volksfest vorbei. Spontan wünscht sich seine Frau eine Fahrt mit dem Riesenrad. Karlheinz willigt ein, und ein paar Minuten später sitzen die beiden in einer der Gondeln. Als die Fahrt beginnt und die Gondel sich langsam in schwindelnde Höhe erhebt, wird Karlheinz B. jedoch bewusst, dass er ja eigentlich Höhenangst hat. Er ist verzweifelt, da er das Riesenrad nicht anhalten kann und für die Dauer der Fahrt seiner Angst hilflos und unkontrolliert ausgesetzt ist.

Endlich, nach extremen Minuten, kommt das Riesenrad zum Stillstand, und schweißgebadet und voller Angst steigt Karlheinz B. aus der Gondel aus. Jetzt bemerkt er, dass ein Summton und ein Rauschen in beiden Ohren zu hören ist. In Erinnerung an dieses schreckliche Ereignis wird das Ohrgeräusch zum Problem, und Karlheinz B. ist in den nächsten Tagen und Wochen kaum mehr in der Lage, seinen alltäglichen Aufgaben und Pflichten nachzukommen.

Kommentar: Dieser Fall aus meiner Sprechstunde verdeutlicht, wie psychischer und körperlicher Stress einen Tinnitus auslösen können. Wie der Fall eindeutig belegt, ist das Innenohr von Karlheinz B. in keiner Weise irgendwie geschädigt worden. Die Entstehung des Ohrgeräusches geschah durch eine übersteigerte Aktivierung vom Gehirn aus!

Besonders fatal war in diesem Fall, dass die Entstehung des Ohrgeräusches mit Ängsten verknüpft war. Das neue Signal, das Karlheinz B. jetzt hörte, verbunden mit den noch vorhandenen Angstgefühlen, ließ ihn nicht mehr schlafen und nicht mehr zur Ruhe kommen. Es ist jedem verständlich, dass die Therapie in einem solchen Fall nicht mit der Gabe von durchblutungsfördernden Substanzen oder anderen Medikamenten erfolgreich sein kann. Hier half nur eine verhaltenstherapeutische, psychologische Kurzzeitbehandlung, die das überaktive Hörsystem durch Erklärungen, aber auch durch spezielle Übungen wieder in Normalfunktion bringen konnte. Damit war der Erfolg jedoch schnell vorhanden: Das Ohrgeräusch verschwand.

untergesteuert. Würden wir in einer solchen Situation eine Hörprüfung machen, so würde das Ergebnis messbar schlechter ausfallen als vor dem Diskothekenbesuch. In dieser Situation bedeutet das schlechtere Hörergebnis jedoch nicht, dass es bereits zu einer Schädigung des Ohres gekommen ist, sondern es zeigt, wie das Ohr sich selbst steuert bzw. vom Gehirn aus aktiv in seiner Empfindlichkeit gesteuert wird.

Stress im Ohr. Unter Stressbedingungen, wenn alle Systeme unseres Körpers auf Höchstleistung arbeiten müssen, ist auch unser Hörsystem maximal angespannt. Dabei wird das Innenohr vom Gehirn aus bis zu einem Höchstmaß an Empfindlichkeit »aufgedreht«. Ist die Stresssituation von krankmachendem Ausmaß oder Dauer, kommt es zum so genannten »Managertinnitus«, das heißt, hier wird durch die übersteigerte Aktivierung des Innenohres ein Tinnitus ausgelöst, wobei die Funktionsstörung wahrscheinlich im Bereich der Ionenpumpen und der synaptischen Übertragung zu suchen ist.

Das Hören ist in diesen Fällen völlig normal, eher im Sinne einer Geräuschüberempfindlichkeit (sog. Hyperakusis) verändert. Trotz diesem »Normalbefund« produziert das jetzt »überdrehte« Innenohr ein falsches Signal: das Ohrgeräusch.

Durchblutungsstörungen als Ursache von Ohrgeräuschen?

Die Durchblutung des Innenohrs mit der Hörschnecke wird vom Körper sehr exakt geregelt und ist weitgehend unabhängig von außerhalb des Kopfbereiches herrschenden Einflüssen wie dem Blutdruck.

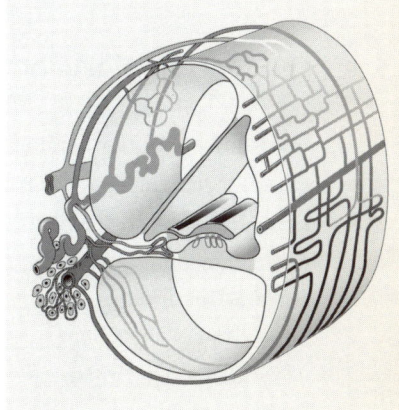

Blutgefäße und Nervenzellen sind in der Hörschnecke räumlich getrennt. Die Blutgefäße verlaufen nur am äußeren Rand der Hörschnecke, fern vom inneren Zentrum, in dem die Nervenzellen liegen. Dies hat einen einfachen Grund: Würden die Blutgefäße in direkter Nachbarschaft der höchstempfindlichen Hörnerven verlaufen, hörten wir ständig das Blut rauschen. Die Blutgefäße stehen in Verbindung mit der »Schleimhaut« des Innenohres (Stria vascularis), die die ernährende Flüssigkeit bildet.

Info **Nicht immer eine Durchblutungsstörung**
Die Experten sind sich heute sicher, dass es nur in besonderen Fällen zu »echten Durchblutungsstörungen« kommt. Die Einnahme durchblutungsfördernder Tabletten wird deshalb heute als weitgehend sinnlos angesehen. Im Falle einer echten Durchblutungsstörung ist derzeit wahrscheinlich nur eine einzige Therapie in der Lage, dem Innenohr ernährenden Sauerstoff zuzuführen: die hyperbare Sauerstofftherapie (siehe Seite 129).

Die zentrale Hörbahn

Im Gehirn ist der weitere Verlauf des Höreindrucks sehr kompliziert. Die Hörinformation wird in mehreren Nervenkerngebieten verschaltet und verarbeitet, bevor sie das Kerngebiet Thalamus im Zwischenhirn erreicht; von dort wird sie auf die Hörrinde im Großhirn umgeschaltet (siehe Abbildung Seite 47).

Die Lage der Hörbahn im Stammhirn deutet bereits anatomisch darauf hin, wie sehr das Hören mit den lebenswichtigen

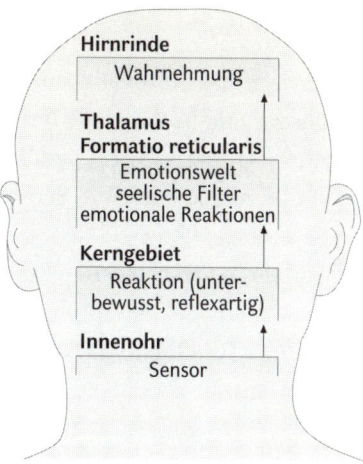

Hirnrinde
Wahrnehmung

Thalamus
Formatio reticularis
Emotionswelt
seelische Filter
emotionale Reaktionen

Kerngebiet
Reaktion (unter-
bewusst, reflexartig)

Innenohr
Sensor

Zentrale Verarbeitung der Schalleindrücke. Nur circa 30 Prozent der ankommenden Geräusche werden bewusst wahrgenommen, der Rest wird
weggefiltert. Verschiedene Anteile des menschlichen Hörsystems entscheiden, welche Signale weggefiltert und welche verstärkt werden. Diese Vorgänge laufen zum Teil unbewusst ab. Sie führen dazu, dass manche Personen mit einem sehr lauten Geräusch gut leben können, andere
aber unter einem verhältnismäßig leisen Geräusch bereits sehr stark leiden. Im ersten Fall gelingt es dem Hörsystem, das Signal des Tinnitus ab-
zufiltern, im zweiten Fall gelingt dies nicht bzw. das Signal wird sogar
durch unbewusste Vorgänge übermäßig verstärkt. Die Grundlage der
Aktivierung dieser Filter ist die sog. Retraining-Therapie.

Funktionen verknüpft ist, denn im Stammhirn werden auch
lebensnotwendige Grundfunktionen wie Atmung oder Herz-
schlagfolge gesteuert. Viel mehr als das Sehen können hier alar-
mierende Höreindrücke unmittelbar zu »Kampfbereitschaft«
oder angstauslösende akustische Signale zu Fluchtverhalten

führen. Entsprechend wird das autonome, vom Willen unabhängige Nervensystem stimuliert, wodurch beispielsweise wiederum Stresshormone wie das Adrenalin ausgeschüttet werden. Die enge anatomische und funktionelle Beziehung zum so genannten limbischen System, das unsere Gefühlswelt steuert, widerspiegelt die Beeinflussbarkeit unserer Seele mit Hörinformationen.

Schalleindrücke werden in verschiedenen Zentren verarbeitet. Die Information wird durch Verknüpfung mit anderen lebenswichtigen Funktionen (Gefühlswelt, Abwehr, autonomes Nervensystem) beeinflusst und verändert. Die zentralen Hörkerne der Hörbahn haben eine ausgesprochene Filterfunktion, d.h. sie wählen aus, welche Signale dem Empfänger bewusst werden. Sind diese Filter gestört, entstehen Tinnitus und Geräuschüberempfindlichkeit!

Info **Ohr als Empfänger**
Die Diagnostik eines Ohrgeräusches ist nur vollständig, wenn sie alle vorhandenen anatomischen und physiologischen Gegebenheiten – auch die Verknüpfungen mit dem vegetativen (autonomen) Nervensystem und dem limbischen System, der Gefühlswelt – berücksichtigt. Das Ohr mit dem Mittel- und Innenohr ist in diesem System nur der Empfänger, das Mikrofon!

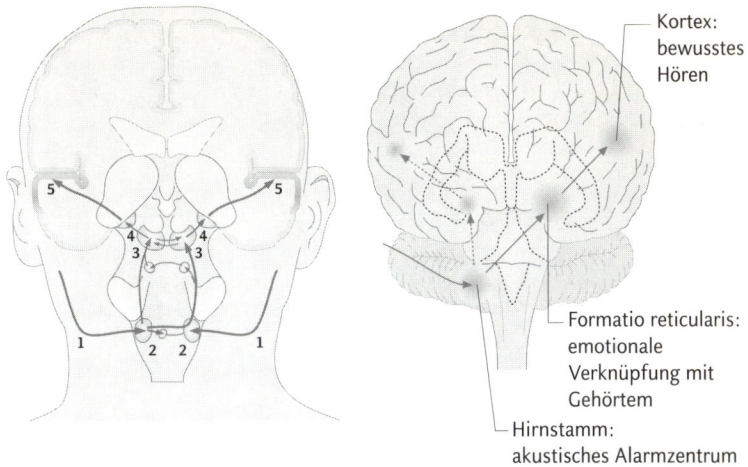

Kortex:
bewusstes
Hören

Formatio reticularis:
emotionale
Verknüpfung mit
Gehörtem

Hirnstamm:
akustisches Alarmzentrum

Links: Zentrale Hörbahn im Gehirn. In der Hörschnecke (1) wird der Schall in elektrische Impulse umgewandelt. Diese gelangen über die Hörzentren im Hirnstamm (2) zu den höheren Kerngebieten (3 und 4). Dort wird die dem Schall innewohnende Information verarbeitet und für die Auswertung der Hörrinde (5) vorbereitet. Die Hörrinde ist der anatomische Bereich im Gehirn, der für die Hörwahrnehmung verantwortlich ist. Alle Signale, die den Filter der zentralen Hörkerne passiert haben und in der Rinde ankommen, werden bewusst gehört. Nur ein kleiner Teil der gesamten akustischen Information wird also bis zur Hörrinde weitergeleitet.

Rechts: Die Verarbeitung akustischer Signale und Informationen in unserem Gehirn. Bestimmte »Computerzentren« haben unterschiedliche Aufgaben: Im Hirnstamm werden »gefährliche« Signale erkannt und Flucht- und Angstreflexe ausgelöst. In der Formatio reticularis wird Tinnitus abgespeichert und »gelernt«. Hier entscheidet sich, ob Tinnitus chronisch wird.

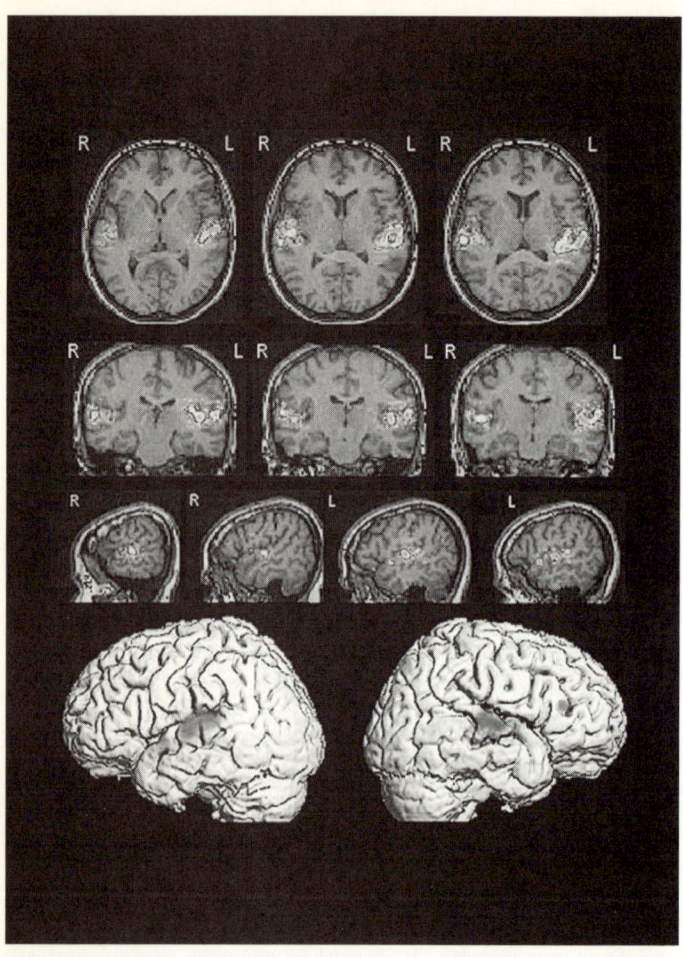

Heute kann man mithilfe der sog. Funktionellen Magnetresonanz (fMRI) Tinnitus im Gehirn sichtbar machen! Man kann sehr genau alle Nervenzellen »aufleuchten« lassen, die sich zum Zeitpunkt der Aufnahme mit Tinnitus »beschäftigen«.

Von der Schallwelle zum Höreindruck

Um das Entstehen des Höreindrucks zu verstehen, ist das Verständnis einiger physikalischer Begriffe wie Tonhöhe und Frequenz nützlich:

- **Frequenz:** Anzahl der physikalischen Schwingungen oder Schallwellen in der Luft oder einem anderen Medium während einer definierten Zeiteinheit. Man drückt sie normalerweise in Schwingungen pro Sekunde oder in Hertz (Hz) aus.

- **Tonhöhe:** subjektive Empfindung, die mit der Klangfrequenz zusammenhängt. Das mittlere C auf dem Klavier entspricht 361,6 Hertz, das C eine Oktave höher 723,2 Hertz. Es hat also die doppelte Frequenz.

Eine ähnliche Unterscheidung existiert zwischen der physikalischen und der subjektiven Lautstärkeskala. Die Beziehung zwischen der subjektiv empfundenen Lautstärke (der Lautheit) eines Tones und dessen physikalischer Energie (dem Schalldruck) ist ungefähr logarithmisch (siehe Abbildung Seite 52). Das Hörsystem fasst eine sehr weite Spanne von Reizintensitäten zusammen – vom Rascheln eines Blattes im Wind bis zu einem Donnerschlag – und bewältigt diese in einem komplexen Wahrnehmungsapparat.

Beim Menschen liegt der Gesamtbereich der hörbaren Frequenzen ungefähr zwischen 15 und 20 000 Hertz. Am empfindlichsten reagiert das Ohr jedoch auf Töne zwischen 1000 und 4000 Hertz. Bei Frequenzen, die diesen Bereich der maximalen Empfindlichkeit über- oder unterschreiten, ist eine im-

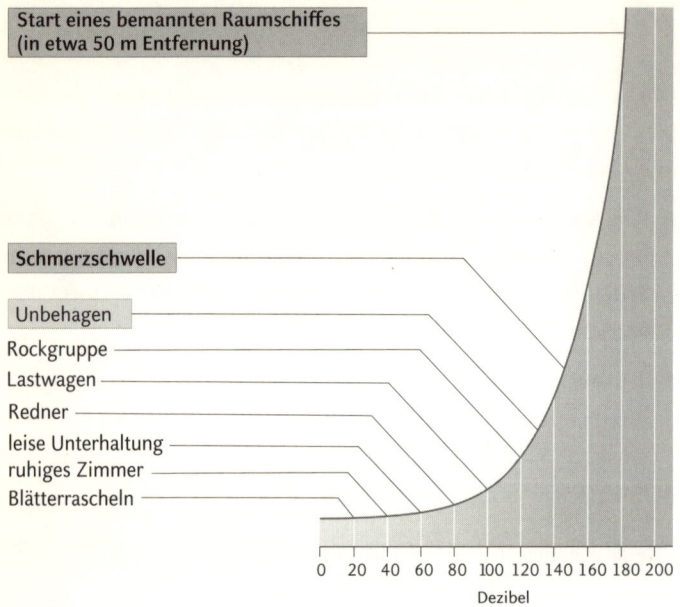

Start eines bemannten Raumschiffes
(in etwa 50 m Entfernung)

Schmerzschwelle

Unbehagen

Rockgruppe

Lastwagen

Redner

leise Unterhaltung

ruhiges Zimmer

Blätterrascheln

0 20 40 60 80 100 120 140 160 180 200

Dezibel

mer größere Schallenergie notwendig, um einen Ton hörbar zu machen. Unter den Säugetieren können Elefanten Töne mit den niedrigsten Frequenzen hören, während kleine Tiere wie die Ratte für extrem hohe Frequenzen besonders empfindlich sind.

Tinnitus ist ein Alarmsignal!

In den 60er-Jahren machten Wissenschaftler, die sich mit Ohrgeräuschen beschäftigten, eine wichtige, aber für die damals behandelten Patienten schwerwiegende Entdeckung. In der Annahme, dass ein Ohrgeräusch vom Innenohr ständig an das Gehirn weitergeleitet wird, versuchte man verzweifelten Patienten zu helfen, indem man operativ den Hörnerv durchschnitt. Man dachte, dass dann die falschen Signale aus dem Innenohr nicht mehr in das Gehirn weitergeleitet werden und die Patienten somit von dem lästigen Ohrensausen befreit wären. Die durch die Operation entstehende Taubheit nahmen Arzt und Patient in Kauf.

Info **Können Sie Gras wachsen hören?**
Die Empfindlichkeit des menschlichen Ohres ist so groß, dass eine Bewegung des Trommelfelles um weniger als ein Zehntel des Durchmessers eines Wasserstoffatoms zu einer Hörempfindung führen kann. Manche Menschen mit extrem gutem Gehör können unter idealen akustischen Bedingungen, etwa in einem schalldichten Raum ohne Echo, die Braun'sche Molekularbewegung, also die Bewegung der Moleküle hören. Um einige der Klangfrequenzen nahe 3000 Hertz wahrzunehmen, müssen die Schwingungen im Trommelfell bis zu einem Milliardstel Zentimeter klein sein!

Im Gegensatz zum Sehnerv, der über eine Million Nervenfasern verfügt, besteht ein Hörnerv nur aus etwa 30 000 Nervenfasern. Trotzdem kann das Ohr auf der Grundlage der Frequenz und Intensität ungefähr 340 000 Einzeltöne unterscheiden. Noch heute wird über die Mechanismen gerätselt, die dieser Effizienz im Hörsystem zugrunde liegen.

Ergebnis: Alle so behandelten Patienten waren nach der Operation an dem betreffenden Ohr zwar taub, der Tinnitus war jedoch unverändert vorhanden, oft sogar noch schlimmer!

Trotz der leidvollen Erfahrungen der Patienten waren diese Operationen ein Meilenstein auf dem Weg der Forschung über Ohrgeräusche.

Wichtig Ein Ohrgeräusch, auch wenn es zunächst im Innenohr produziert wird, kann in der Wahrnehmung im Gehirn wie ein »Ohrwurm« abgespeichert werden und somit unabhängig vom Innenohr weiter bestehen!

Heute sind die Funktionen und Fehlfunktionen unseres Hörsystems in den Zentren unseres Gehirns erklärbar geworden.

Der Hirnstamm als unbewusste Alarmanlage und Stresszentrum

Die vom Ohr über 24 Stunden am Tag weitergeleitete akustische Information gelangt in ihrer Gesamtheit zunächst in das erste wichtige Zentrum, den Hirnstamm (siehe Abbildung rechts, Seite 49).

Was passiert im Hirnstamm? Im Hirnstamm ist eine lebenswichtige Filteranlage installiert, die aus der Flut von ankommenden Informationen gefährliche Signale herausfiltert und reflexartig körperliche Reaktionen zur Abwehr von Gefahren einschaltet.

Mithilfe des Botenstoffes **Adrenalin** als Stresshormon werden körperliche und hormonelle Reaktionen blitzartig ausgelöst. Fatal äußert sich dieser Zusammenhang, wenn ein Tinnitus von diesem System unbewusst als Alarmsignal interpretiert wird: Es kommt aufgrund dieses neuen und nicht einzuordnenden Signals gleichsam zu einem »Dauererschrecken«. Dieses »Dauererschrecken« führt zu einer Angst- und Panikreaktion mit Schlafstörungen, Konzentrationsstörungen, schließlich zur Erschöpfung und zur Depression.

Die Alarmreaktion. Es handelt sich also bei diesen Reaktionen nach einer Entstehung von Tinnitus eigentlich um normale, also physiologische Reaktionen, ausgelöst durch unser Hörzentrum im Hirnstamm. Eine Angstreaktion bzw. depressive Reaktion und die damit verbundenen Begleitstörungen als »psychisch« abzustempeln ist falsch!

Die Alarmreaktion hat wichtige Nebeneffekte: Durch die Ausschüttung von Adrenalin wird – wie beim Innenohr besprochen – das Innenohr in seiner Aktivität gesteigert, das heißt empfindlicher gemacht. Dies führt zu der bei vielen Patienten bestehenden unangenehmen Geräuschempfindlichkeit – der Hyperakusis.

Das neue Signal, also der Tinnitus, führt zu einer latenten Angstbereitschaft, die sich verselbstständigen kann und zu einer Angststörung führt. Eine solche Angststörung ist bei vielen Tinnituspatienten besonders im Anfangsstadium zu beobachten. Sie ist ebenfalls ausdrücklich nicht Zeichen einer psychischen Störung, sondern sozusagen normaler Nebeneffekt der Funktion der Hörzentren im Gehirnstamm!

Der Adrenalineffekt führt insbesondere bei Patienten mit chronischem Tinnitus zu einer Verstärkung eines Ohrgeräusches bei Stress und auch bei Sport! Viele von Tinnitus Betroffene werden diese Verstärkung bei körperlichem Stress infolge Krankheiten (zum Beispiel Grippe) oder bei psychischem Stress kennen gelernt haben. Nach Abklingen dieses körperlichen bzw. psychischen Stresses wird dann das Ohrgeräusch wieder auf das »alte Niveau« heruntergefahren.

Irritierend für viele Betroffene ist die Verstärkung eines Ohrgeräusches bei sportlicher Belastung. Ihnen muss erklärt werden, dass eine sportliche Belastung insbesondere im Kurzzeit-

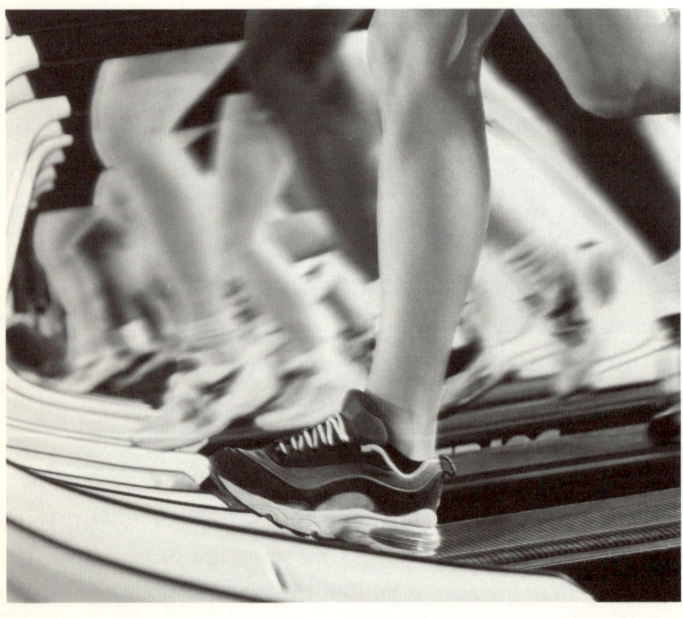

bereich ohne Adrenalin nicht möglich ist, da sie sonst keine sportliche Leistung bringen würden. Da Adrenalin jedoch das Ohr gleichermaßen anfeuert, wird ein Tinnitus lauter werden. Auch dies ist eine normale und physiologische Reaktion! Auf der anderen Seite ist Sport einer der wirksamsten Adrenalinverbrenner und Ausdauersport damit einer der wirksamsten Tinnitushilfen! (siehe Seite 271).

Wichtig Tinnitus ist keine Krankheit, sondern ein Signal, das uns nicht körperlich bedroht! Entspannungsmaßnahmen (siehe Seite 268) und Ausdauersport (siehe Seite 271) helfen bei der Bewältigung.

Das Limbische System: Zentrum der Aufmerksamkeit und akustisches Gedächtnis

Ein zweites wichtiges System in unserem Gehirn entscheidet darüber, ob wir unter Tinnitus leiden und ob Tinnitus chronisch wird, das Limbische System.

Es handelt sich um ein beim Menschen hoch entwickeltes Netzwerk, in dem ein Teil unseres Gedächtnisses, unserer Aufmerksamkeit und bestimmte emotionale Verknüpfungen verarbeitet werden. Hier sind unsere Englischvokabeln abgespeichert, die wir in der Schule oft mühsam gelernt haben. Viele Leser werden sich daran erinnern, dass diese Vokabeln vor einer Klassenarbeit intensiver und besser abgespeichert wurden. Die Angst vor einer schlechten Note hat uns damals beflügelt.

In Bezug auf Tinnitus ist eine solche Abspeicherung natürlich genau das Gegenteil von dem, was wir wollen. Jeder von uns hat eine solche akustische Abspeicherung in Form eines sog. »Ohrwurmes« schon erlebt.

Bereits bei der Entstehung eines Ohrgeräusches, also im Akutstadium, entscheidet die Aktivität dieses Zentrums, wie sehr wir uns von dem neuen Signal gefangen nehmen lassen, und wie sehr die Aufmerksamkeit auf dieses neue Signal gelenkt wird. Das Angst- und Stresszentrum im Hirnstamm wird bei seiner Aktivierung – wie beim Lernen vor einer Klassenarbeit – die Situation unterstützen, die zu einem dauerhaften Wahrnehmen des Ohrgeräusches und somit auch zum Anlegen eines Tinnitusgedächtnisses in diesem komplizierten Limbischen System führt.

Wichtig Eine Grundlage der wichtigsten Therapieformen ist: So wie wir unsere Englischwörter wieder vergessen haben, können viele therapeutische Schritte im professionellen Bereich, aber auch viele Selbstmaßnahmen zu einem Vergessen des Tinnitus führen!

Info **Ablenkung hilft!**

Akustische Ablenkung durch bewusstes Hören auf die Natur oder andere Geräusche hilft, um einem Lernen des Tinnitus im Limbischen System entgegenzuwirken!

- Akustische Hilfsmittel in ruhiger Umgebung, insbesondere vor dem Einschlafen verwenden (tickender Wecker, Einschlafen mit Musik, Zimmerspringbrunnen)

- Professionelle akustische Umlenkung im Sinne der Retraining-Therapie

- Psychologische Aufmerksamkeitsumlenkung (siehe Seite 141)

- »Genusstraining« (siehe Seite 215)

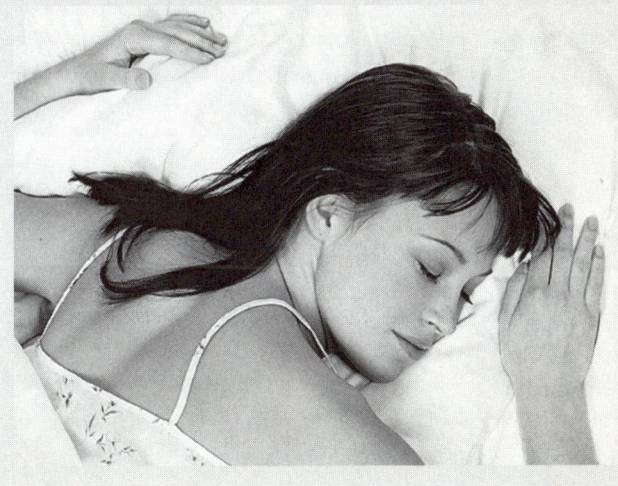

Das folgende Fallbeispiel mag die hochkomplizierten Zusammenhänge unseres akustischen Systems im Gehirn in Bezug auf Ohrgeräusche deutlich machen.

Geräusche im Kopf

Aus der Sprechstunde

Hans M. fühlte sich besonders wohl in diesem heißen Sommer. Wie bei seinen vielen Urlaubsaufenthalten in Italien bemerkte er, dass die Grillen in diesem Jahr besonders häufig und lautstark in seinem Garten sangen. Er fühlte sich durch diese Grillen nicht gestört, sondern erinnerte sich an seine Urlaubserlebnisse und genoss diese abendliche Stimmung nach überstandenem Arbeitstag. »Seine« Grillen bekamen plötzlich eine ganz andere Bedeutung als es Winter wurde und seltsamerweise der Grillenschwarm nicht verstummte. Jetzt wurde Hans plötzlich bewusst, dass diese Geräusche nicht von außen kamen, sondern in seinem Kopf waren. Irritiert durch diese Feststellung bekam Hans Ängste. Er hatte noch nie etwas über Ohrgeräusche gelesen, und so war die Feststellung dieses neuen Signals in seinem Kopf sehr beunruhigend. Im Sommer noch einschläfernd bekam jetzt das Grillengeschwader beängstigende Züge. Er konnte nachts nicht mehr einschlafen, sondern musste sich immer wieder auf die Geräusche konzentrieren. Durch diese Fokussierung auf das Geräusch wurde es scheinbar immer lauter! Er fühlte sich ständig belästigt und

bekam infolge der Schlaf- und jetzt auftretenden Konzentrationsstörungen Panik. Scheinbar veränderte sich jetzt das Geräusch auch. Es hörte sich nicht mehr nach harmlosen Grillen
an, sondern eher wie ein fürchterlicher Zahnarztbohrer.

Kommentar: Dieses Beispiel zeigt, wie sich die Bedeutung eines akustischen Signals oder von Gehörtem drastisch ändern
kann. Ein angenehmes, eher beruhigendes Geräusch kann
plötzlich einen bedrohlichen Charakter entfalten! Damit verbunden sind eintretende Ängste und Reaktionen im vegetativen und psychischen Bereich, über die der Betroffene keine
Kontrolle mehr hat.
Wie beschrieben, handelt es sich dabei nicht um eine »psychische Krankheit«, sondern um Reaktionen, die unser Hörsystem bei vermeintlicher Gefahr als natürlich und physiolo-
gisch bereithält. Bei der Angstreaktion handelt es sich um eine Aktivierung des Hirnstammsystems, bei der vermehrten
Aufmerksamkeit und der Umwandlung eines angenehmen
Geräusches in ein unangenehmes um Reaktionen des Limbischen Systems. Mithilfe einer Therapie wird sich bei Hans
der Zahnarztbohrer wieder in eine harmlose Grille verwan-
deln, die er mehr und mehr unbeachtet lassen und schließlich vergessen kann.

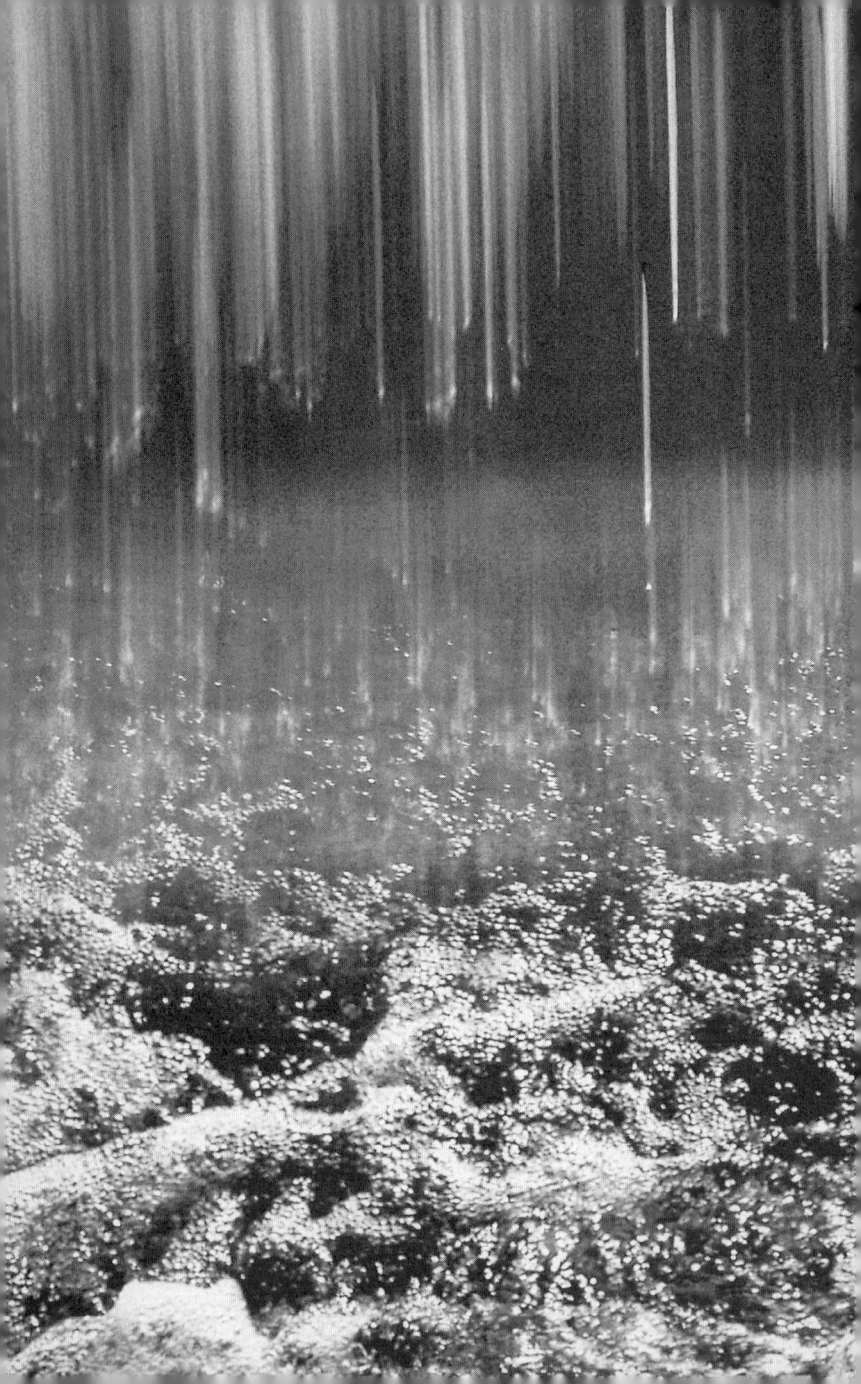

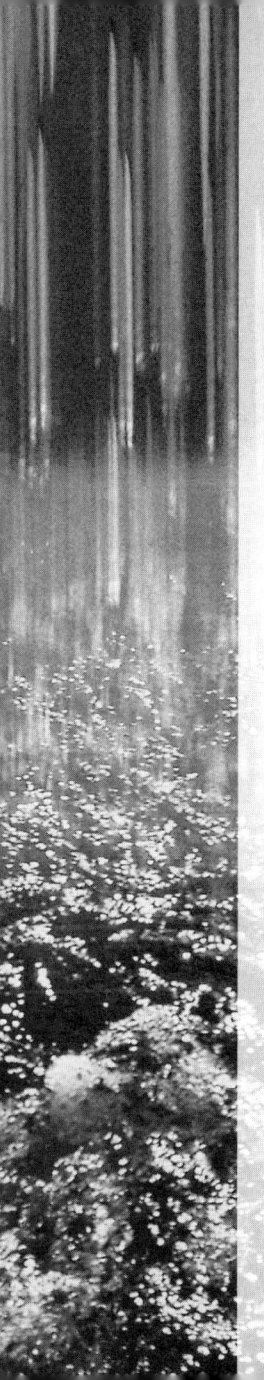

Dem Tinnitus auf den Grund gehen

Treten Ohrgeräusche auf, so steht die Suche nach der Ursache an allererster Stelle, um nicht eine Krankheit zu übersehen, die einer spezifischen Therapie bedarf. Sind solche Störungen ausgeschlossen, dann wird die »Ausschlussdiagnose« Tinnitus gestellt.

Ursachen des Tinnitus

Um einen groben Überblick zu erhalten, ordnet der HNO-Arzt das Geräusch der Gruppe »subjektive« oder »objektive« Ohrgeräusche zu. Subjektive Ohrgeräusche nimmt nur der Betroffene wahr, objektive dagegen hört auch der Untersucher. Auf einige dieser Ursachen wird im Folgenden näher eingegangen.

Hörsturz

Oft ist der Beginn des Ohrgeräusches mit einem Hörsturz verknüpft. Die plötzlich eintretende Innenohrschwerhörigkeit eines Ohres wird als Hörsturz bezeichnet. Der plötzliche Funktionszusammenbruch des Innenohres kann entweder nur bestimmte Frequenzen betreffen oder bis zur vollständigen Ertaubung reichen. Heute werden als Ursache des Hörsturzes im Wesentlichen akute Durchblutungsstörungen, aber auch Virusinfekte, Störungen der Immunabwehr oder Funktionsstörungen der Nervenbahnen des Innenohres vermutet.

Akutes Lärmtrauma

Ein Knalltrauma durch Explosion, Schießen oder Ähnliches kann das Innenohr direkt schädigen. Ist die Energie des Schall-

und des Luftdrucks sehr groß, kann auch das Trommelfell reißen, unter Umständen können sogar die Gehörknöchelchen zerstört werden. Die Folgen für das Innenohr sind verheerend: Mechanisch werden die empfindlichen Strukturen des Innenohres, besonders die kleinen Haarzellen, zerstört. Vom Ausmaß der Zerstörung dieser Haarzellen hängt es ab, ob ein resultierender Hörschaden nur funktionell ist, ob also der Körper die Haarzellen wieder reparieren kann, oder ob eine dauerhafte Schädigung, oft verbunden mit Tinnitus, entsteht.

Chronische Lärmschwerhörigkeit

Eine dauerhafte Lärmbelastung führt im Laufe der Zeit zu einer zunehmenden Schwerhörigkeit, bei der sich meist auch ein Ohrgeräusch entwickelt. Schallpegel über 85–90 dB, die dauerhaft auf ein Ohr einwirken, führen allmählich zur Schwerhörigkeit zunächst im Hochtonbereich, greifen später jedoch auf alle Frequenzen über. Die Lärmschwerhörigkeit ist die häufigste Berufskrankheit und als solche von den Berufsgenossenschaften auch anerkannt.

Wichtig Die chronische Lärmschwerhörigkeit kann eindeutig durch Schutzvorkehrungen (Tragen von Gehörschutzkapseln oder Gehörschutzwatte) vermieden werden.

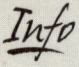 **Mögliche Ursachen subjektiver Ohrgeräusche**

- Hörsturz (akuter Verlust des Gehörs)

- akutes Lärmtrauma

- chronische Lärmschwerhörigkeit

- »idiopathische Innenohrschwerhörigkeit«

- »Altersschwerhörigkeit«

- Morbus Ménière (anfallsweise auftretender Überdruck im Innenohr)

- Otosklerose (Verknöcherung des Steigbügels)

- chronische Mittelohrentzündung

- Innenohrschwerhörigkeit aufgrund einer Immunkrankheit

- Schädel-Hirn-Verletzung mit oder ohne Felsenbeinbruch

- Akustikusneurinom (Geschwulst des Hörnervs)

- Vergiftung mit Medikamenten

- Herz-Kreislauf-Krankheiten

- Stoffwechselkrankheiten (z. B. Zuckerkrankheit, Schilddrüsenfehlfunktion)

- Nierenkrankheiten

- Polyzythämie (Blutkrankheit mit Vermehrung der roten Blutkörperchen)

- Anämie (Mangel an roten Blutkörperchen)

- Erkrankung des zentralen Nervensystems

- funktionelle Störungen der Halswirbelsäule

- funktionelle Störungen des Kiefergelenkes

- muskuläre Ursachen

- Tubenfunktionsstörungen

Mögliche Ursachen objektiver Ohrgeräusche

In Hals und Körper

- Einengung der großen hirnversorgenden Arterien (Arteria carotis und vertebralis), Tumoren im Bereich der Karotis, Blutschwämme, Herzfehler

Im Kopfbereich

- Direkte Gefäßverbindungen (Fisteln) zwischen Arterien und Venen

- Hämangiome (Blutschwämme)

- Arteriosklerose (»Verkalkung«) der Hirngefäße

- Tumor des Mittelohres

- Gefäßmissbildungen

- Veränderungen im Blutstrom der Halsvenen (»Jugular-outlet-Syndrom«)

Eine Lärmschwerhörigkeit kann weder durch Medikamente noch durch andere Therapieformen repariert werden. Hier ist eine bleibende Schädigung des Innenohres mit Verlust der Haarzellen eingetreten. Therapeutisch steht im Vordergrund, einer weiteren Verschlechterung vorzubeugen, indem am Arbeitsplatz und in der Freizeit konsequent ein Gehörschutz angewandt wird. Sind die Ohren nicht mehr dem Lärm ausgesetzt, verschlechtern sich Schwerhörigkeit oder Tinnitus nicht weiter.

Schädel-Hirn-Trauma

Kopfverletzungen können zu Tinnitus und Schwerhörigkeit führen, besonders bei einem Bruch der Schädelbasis mit Beteiligung der Felsenbeine, denn im Felsenbein liegt die Hörschnecke. Die Ohrstrukturen können durch Knochenbrüche oder unmittelbare Gewalteinwirkung direkt zerstört werden, oder die Innenohrfunktion wird vorübergehend oder dauerhaft infolge der traumatischen Erschütterung gestört – ähnlich wie bei einer Gehirnerschütterung (Fachsprache: Commotio labyrinthi).

»Idiopathische Innenohrschwerhörigkeit«

Bei der größten Zahl der Patienten mit einer Innenohrschwerhörigkeit lässt sich keine direkte Ursache finden. Dieser Umstand wird mit dem wohlklingenden Wort »idiopathisch« umschrieben. Häufig liegt ein Erbfaktor vor, das heißt, Vorfahren des Patienten waren ebenfalls schwerhörig, sodass hier eine erbliche Belastung angenommen werden kann. Dies betrifft auch die so genannte »Altersschwerhörigkeit«, die aber auch ein Spiegelbild der Lärmbelastung während eines ganzen Lebens darstellen kann. Wenn bei diesen Formen der Schwerhörigkeit das Sprachverständnis gestört oder ein ausgeprägtes Ohrgeräusch damit verbunden ist, sollte frühzeitig auf eine Hörgeräteversorgung geachtet werden.

Akustikus-Neurinom

Beim Akustikus-Neurinom handelt es sich um eine gutartige Gewebsvermehrung des Nervus statoacusticus, also des Hör- und Gleichgewichtsnervs. Dieser gutartige Tumor wächst sehr langsam. Er entwickelt sich aus der Nervenhülle und drückt im Laufe seines Wachstums auf den Nerv, wodurch es zu einer schleichend zunehmenden Schwerhörigkeit des betroffenen Ohres und zu Tinnitus kommt, mitunter auch zu Gleichgewichtsstörungen. Der Hörverlust betrifft in vielen Fällen zunächst den Hochtonbereich; dabei fällt immer die Einseitigkeit der Schwerhörigkeit auf. Das Akustikus-Neurinom muss als eine der möglichen Diagnosen bei Tinnitus und Hörstörungen immer ausgeschlossen werden (durch Ableitung der Nervenimpulse/BERA, siehe Seite 89, evtl. durch Kernspintomografie).

Ein Akustikus-Neurinom muss stets operiert werden. Dabei ist wegen des langsamen Wachstums dieses gutartigen Tumors in der Regel allerdings keine Eile geboten.

Otosklerose

Die Otosklerose ist eine erbliche Verknöcherungstendenz des Steigbügels. Es kommt hierbei zu knochenartigen Verwachsungen der Fußplatte des Steigbügels, der die Verbindung zwischen Mittel- und Innenohr herstellt. Diese Verwachsungen behindern die Beweglichkeit des Steigbügels und stören zunehmend die Schallübertragung. Es resultiert also eine Mittelohrschwerhörigkeit. Mitunter ist Tinnitus, meist ein Rauschen, ein erster Vorbote dieser Hörstörung. Frauen sind etwas häufiger betroffen als Männer. Durch hormonelle Umstellungen, z. B. in der Schwangerschaft oder durch die Einnahme der »Pille«, kann eine Otosklerose aktiviert werden.

Die Otosklerose wird operativ behandelt, indem der Steigbügel durch eine Prothese aus Gold oder Teflon ersetzt wird. Mit den heute üblichen mikrochirurgischen Verfahren ist diese Operation ungefährlich, und sie kann wieder zu einem normalen Hörvermögen führen. Die Erfolge können jedoch beschränkt sein, da sich in manchen Fällen nicht nur eine Schallübertragungs(Mittelohr-)schwerhörigkeit entwickelt, sondern, vermutlich infolge autoimmunologischer Prozesse, auch eine Innenohrschwerhörigkeit entstanden ist.

Diese Innenohrschwerhörigkeit kann nicht durch die Operation behoben werden. Wohl aber zeigt sich, dass das Fortschreiten der Innenohrschwerhörigkeit bei Otosklerose durch die operative Behandlung gestoppt werden kann. Ob sich ein Tinnitus durch die Operation beheben lässt, kann vor dem Eingriff nicht gesagt werden. Die Chancen hierfür bestehen etwa zu

50 Prozent. Ein wesentliches Argument für die Operation auch hinsichtlich des Tinnitus lautet: Indem das Hörvermögen verbessert wird und die Außengeräusche besser zu hören sind, wird der Tinnitus überdeckt und somit unterdrückt.

Mittelohrentzündungen

Nur selten geht die Ursache eines Ohrgeräusches auf eine chronische oder akute Mittelohrentzündung zurück. Bei der akuten Mittelohrentzündung tritt sehr häufig ein vorübergehendes Ohrgeräusch auf, das mit Abklingen der Entzündung jedoch wieder verschwindet. Eine Besonderheit ist die so genannte Grippe-Otitis. Bei dieser durch Viren hervorgerufenen Mittelohrentzündung kann das Innenohr beteiligt sein. Ein sich daraus entwickelnder Tinnitus bleibt im ungünstigen Fall erhalten.

Bei der chronischen Mittelohrentzündung können Trommelfellperforationen entstehen, Gehörknöchelchen zerstört oder die Funktion der Ohrtrompete dauerhaft beeinträchtigt werden. Dennoch kommt es eher selten zu dauerhaften Ohrgeräuschen.

Medikamente

Etliche Medikamente können zu einer Innenohrstörung mit begleitendem Ohrgeräusch führen. Hierzu zählt insbesondere die Acetylsalicylsäure (z. B. Aspirin), die bei hoher Dosierung Tinnitus auslöst. Nach Absetzen des Medikamentes verschwindet das Ohrgeräusch in der Regel wieder. Mögliche weitere tinnitusauslösende Medikamente sind Chinin, bestimmte entwässernde Medikamente (Diuretika), Antibiotika (Aminoglykoside) und Chemotherapeutika (in der Krebsbehandlung).

Immunogene Innenohrschwerhörigkeit

Bei der immunogenen Innenohrschwerhörigkeit lagern sich Stoffwechselprodukte aus der Immunabwehr von Viren oder Bakterien, so genannte Immunkomplexe, entlang der feinen Blutgefäße des Innenohres ab und beeinträchtigen dadurch den Blutstrom und somit die Innenohrfunktion. Zur Behandlung steht Cortison zur Verfügung, da dieses Hormon Immunprozesse unterdrückt.

Stoffwechselkrankheiten

Krankheiten des Wasserhaushaltes, des Fett- und Zuckerstoffwechsels, insbesondere die Zuckerkrankheit (Diabetes mellitus), müssen rechtzeitig erkannt und konsequent behandelt werden. Beim chronischen Tinnitus können die genannten Stoffwechselkrankheiten zu einer Verschlechterung des Ohrgeräusches führen. Sehr wichtig ist die Abklärung der Schilddrüsenfunktion. Personen mit Unterfunktion, aber auch mit einer Überfunktion der Schilddrüse sind anfällig für Tinnitus.

Kreislaufkrankheiten

Störungen des Kreislaufsystems, vor allem Herzrhythmusstörungen, aber auch hoher Blutdruck, können die Durchblutung des Innenohres gefährden und zu Funktionsstörungen führen.

Erkrankungen des zentralen Nervensystems

Verschiedene neurologische Erkrankungen (Nervenkrankheiten), v. a. die Multiple Sklerose, können ebenfalls mit Ohrgeräuschen verknüpft sein. Besteht der Verdacht auf eine neurologische Erkrankung, muss der Facharzt zu Rate gezogen werden.

Tinnitus aufgrund von Gefäßveränderungen

Normalerweise ist der Pulsschlag im Ohr nicht zu hören. Da unser Puls ungeheuren Lärm im Ohr verursachen würde, ist der Teil des Ohres, in dem die Schallwellen in Nervenimpulse umgewandelt werden (Innenohr), frei von Blutgefäßen. Die notwendigen Nährstoffe befinden sich in der so genannten Endo- und Perilymphe, die diesen Bereich ständig umspült. Verschiedene Krankheitsbilder können dennoch zu Problemen führen:

- Stenosen, also Einengungen der Blutgefäße (insbesondere der Hauptschlagader des Halses und der Halsschlagadern entlang der Wirbelsäule), aber auch Herzfehler können dazu führen, dass Strömungsgeräusche in der Blutbahn bis ins Ohr weitergeleitet werden.

- Krankhafte Veränderungen der Schlagadern lösen ein puls-synchrones Klopfen oder Rauschen aus. Der Untersucher hört dieses Strömungsgeräusch in den meisten Fällen mit dem Stethoskop in der Ohrumgebung.

- Gewächse, die aus Blutadern entstehen, wie Blutschwämme (Hämangiome) und der Glomustumor des Mittelohres oder der Hauptschlagader, können ebenfalls zu Ohrgeräuschen führen. Der Tumor besteht aus Wucherungen von Blutgefä-ßen; er bildet einen Gefäßknäuel, der infolge seiner Nachbar-schaft zu Mittelohranteilen oder auch durch Strömungsge-räusche ein pulsierendes Ohrgeräusch verursacht.

- Besonders nach Kopftraumen, aber auch spontan oder durch geburtsbedingte Anomalien kann es zu Blutgefäß-Fisteln (ar-teriovenösen Fisteln) kommen. Dies sind Verbindungen zwi-schen den abfließenden (Venen) und den zuführenden Blut-leitern, den Arterien. Normalerweise sind diese beiden Gefäß-systeme durch Haargefäße (Kapillaren) voneinander getrennt. Entstehen hierbei jedoch Verbindungen, treten ausgeprägte, ebenfalls pulssynchrone Kopf- oder Ohrgeräusche auf.

Die mit pulssynchronen Ohrgeräuschen verbundenen Gefäß-erkrankungen sind in der Mehrzahl der Fälle durch eine geeig-nete Operation zu behandeln. Tumoren müssen meistens durch einen operativen Eingriff entfernt werden. Fisteln können heu-te mittels eleganter radiologischer Techniken verödet werden.

Auch internistische Erkrankungen, die die Fließeigenschaf-ten des Blutes verändern, können zu pulssynchronen Ohrge-räuschen führen.

Info **»Jugular-outlet-Syndrom«**
Bei dieser besonderen Art des Tinnitus berichten die Patienten über ein einseitiges Rauschen im Ohr, das mitunter als pulssynchron angegeben wird. Eigenartigerweise bringt eine Kopfwendung in die eine oder andere Richtung oder auch ein nur leichter Druck an die betroffene Halsregion das Geräusch völlig zum Verschwinden. Als Ursache wird ein abnormer Strömungsfluss in den großen Hals- und Gehirnvenen vermutet. In wenigen Fällen findet man einen gesteigerten Hirndruck. Da es hierfür verschiedene Ursachen gibt, ist immer eine nervenärztliche Untersuchung notwendig. Ist eine neurologische Erkrankung ausgeschlossen, kann in solchen Fällen, in denen das Ohrgeräusch sehr plagt, die große Halsvene chirurgisch unterbunden werden. In der Regel hört das Ohrgeräusch danach auf.

Muskuläre Ursachen

Die Verbindung des Mittelohres zum Mund-Rachen-Raum über die Ohrtrompete (Tuba Eustachii) und die im Mittelohr befindlichen beiden Muskeln machen das Auftreten muskulärer Geräusche möglich.

Der Musculus tensor tympani kann über den Hammergriff das Trommelfell in seiner Spannung verändern. Der Musculus stapedius zieht den Steigbügel bei zu starker Lärmbelastung nach hinten und reduziert somit eine zu starke Schallübertragung auf das Innenohr. Wie bei jedem Muskel des Körpers kann es auch hier durch nervale Fehlsteuerung oder eine Irritation des Muskels zu krampfartiger Anspannung kommen. Diese Muskelkrämpfe führen dann zu einem meist als Ticken empfundenen Ohrgeräusch, das vom Untersucher in manchen Fällen äußerlich gehört werden kann.

Oft ist dieses Phänomen nur vorübergehend; selten muss es durch Medikamente behandelt werden, die beruhigend auf die Muskulatur wirken (Magnesium, Muskelrelaxanzien). Im Extremfall können diese Muskeln durch eine kleine Operation durchtrennt werden, ohne wesentliche Folgen für das Ohr oder für den Patienten. Ein Teil der Kaumuskeln (Musculus tensor oder levator veli palatini) kann ähnlich wie die Mittelohrmuskeln durch Verkrampfungen oder Fehlinnervation zu störenden Geräuschen in der Ohrregion führen. Die Therapie dieser Störungen kann im Einzelfall sehr schwierig sein. Erfreulicherweise ist diese Art von Ohrgeräusch sehr selten.

Tubenfunktionsstörungen

Zu lästigen Ohrgeräuschen kann weiterhin die gestörte Funktion der Ohrtrompete, der eustachischen Röhre, führen. Sie hat eine äußerst wichtige Funktion, nämlich die Belüftung des Mittelohrs. Funktioniert die Tube nicht, kommt es unweigerlich zu Mittelohrentzündungen, Paukenergüssen und auch zu einem ernsthaften Fortschreiten der Entzündung bis hin zur Knocheneiterung. Als Ursache einer Tubenfunktionsstörung kommen alle entzündlichen oder tumorösen Anschwellungen im Nasen-Rachen-Raum oder in der hinteren Nase in Betracht.

Sowohl der gestörte Schließmechanismus (klaffende Tube) als auch der gestörte Öffnungsmechanismus können ein Rauschen bzw. lästige Begleitgeräusche beim Schlucken und Kauen hervorrufen. Wenn die Tube offen steht, also eine klaffende Tube vorliegt, hören die Patienten oftmals ihre eigene Stimme sehr verändert und haben ein Druckgefühl auf dem Ohr. Schon eine geringe Schwellung der Tubenschleimhaut genügt, um den sehr feinen Öffnungsmechanismus zu stören. So erklärt sich auch das so genannte »Zufallen der Ohren« bei einer akuten Infektion der Nase und des Rachens. Die Schwerhörigkeit klingt normalerweise nach dem Schnupfen wieder ab oder lässt sich manchmal allein durch einen kurzen Überdruck im Nasenraum beheben: Bei geschlossenem Mund und zugehaltener Nase kräftig in die Nase ausatmen. Auf diese Weise wird Luft durch die Tube ins Mittelohr gedrückt. Sie kennen dieses Gefühl einer vorübergehenden Tubenfunktionsstörung möglicherweise auch aus dem Flugzeug oder vom Tauchen.

Die Therapie dieser gestörten Tubenfunktion setzt eine exakte Diagnostik voraus. Bei der offenen (klaffenden) Tube sind Maßnahmen notwendig, die den Verschluss herbeiführen (meistens Gewichtszunahme, unter Umständen Injektion von Teflon im Bereich der Tubenöffnung). Eine verschlossene Tube führt zur Minderbelüftung des Mittelohres. Sie wird durch Einlage eines Paukenröhrchens und Training der Tubenfunktion behandelt; hierzu eignet sich das Durchblasen.

Schwindel und Tinnitus:
Der Morbus Ménière

Das Innenohr und der Hörnerv sind anatomisch direkt miteinander verbunden. Diese enge Verbindung sieht man auch bei bestimmten Erkrankungen, die sich dann sowohl mit Tinnitus und Hörstörungen als auch mit Schwindel bemerkbar machen. Ein wichtiges Beispiel hierfür ist der Morbus Ménière.

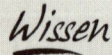 *Wissen* Die **Ménière-Krankheit** ist ein fest umschriebenes Krankheitsbild:

- zu Beginn Druckgefühl im Ohr
- Tinnitus in Form eines Brummens
- Störung des Hörens der tiefen Töne
- anfallsartiger Drehschwindel, der die Betroffenen blitzartig überfällt und meist mit heftigem Erbrechen verbunden ist

Die von der Ménière-Krankheit betroffenen Patienten fühlen sich wegen des überfallartigen Schwindels und der begleitenden Hörstörungen mit Tinnitus extrem beeinträchtigt!

Zwischen den Anfällen besteht bis auf eine einsetzende Schwerhörigkeit des betroffenen Ohres Beschwerdefreiheit.

Dies führt dazu, dass die Diagnose eines Morbus Ménière nicht immer korrekt gestellt und die Therapie nicht konsequent durchgeführt wird. Oft müssen die betroffenen Patienten sogar hören, dass sie aufgrund psychischer Störungen einen Ménière bekommen haben!

Wichtig Das Krankheitsbild des Morbus Ménière hat eine organische Ursache im Innenohr und ist nicht psychischen Ursprungs! Das Krankheitsbild kann heute mit klaren Therapiekonzepten behandelt werden! Kein Patient muss unter dem Schwindel leiden!

Natürlich hat aber eine so in das alltägliche Leben eingreifende Krankheitserscheinung wie der Morbus Ménière negative psychologische Effekte. Wenn man sich nicht mehr alleine auf die Straße trauen kann, wenn man nicht mehr ein Konzert oder einen Vortrag besuchen kann, wenn man sich von einem immer auftretenden Schwindelanfall bedroht fühlt, führt dies zur Entwicklung von Ängsten und auch zu einem massiven Rückzug aus dem gesellschaftlichen und sozialen Leben. Oft bleiben, selbst bei erfolgreicher medizinischer Behandlung, Angstgefühle zurück, die in Form von Unsicherheitsgefühl auch als Schwindel interpretiert werden. Es ist deshalb von den Therapeuten sehr schwer festzustellen, ob noch durch das Ohr bedingte Schwindelanfälle bestehen, oder ob sich ein »Angstschwindel« etabliert hat, der natürlich ganz anders behandelt werden muss.

Die medizinische Behandlung des Morbus Ménière

Beratung. Wie bei jedem chronischen Krankheitsbild müssen dem Patienten zunächst einmal Ängste genommen werden. Es ist immer möglich, diese Schwindelanfälle durch medizinische Maßnahmen zu beseitigen!

Der Betroffene muss wissen, dass es eine ganze Reihe von Konzepten gibt, die schrittweise dazu führen, diese Schwindelanfälle zu beseitigen. Darüber hinaus muss offen über begleitende psychische Störungen gesprochen werden wie Ängste und Depression, die häufig mit einem Morbus Ménière verbunden sind.

Konservative Behandlungsmöglichkeiten. Die primäre Therapie des Morbus Ménière mit dem Ziel der Beseitigung der Schwindelanfälle beginnt mit der Gabe von einem wassertreibenden Medikament (Furosemid = Lasix®). Dies wird kombiniert mit Cortison in Tablettenform, als intravenöse Gabe oder neuerdings auch direkt in das Mittelohr. Unterstützend, aber nicht entscheidend ist die Gabe von Betahistin.

Es hat sich bewährt, das Furosemid über einen längeren Zeitraum von circa drei bis fünf Monaten zweimal wöchentlich zu geben. Allein damit lässt sich in über 70 Prozent der Fälle das Schwindelphänomen beseitigen!

Mithilfe eines Niederdruckpulsgenerators (Meniettgerät® der Firma Medtronic) kann man ebenfalls versuchen, die Schwindelanfälle zu reduzieren. Bei der Anwendung werden unterschiedliche Druckerhöhungen und -minderungen über das Trommelfell auch auf das Innenohr weitergeleitet, was bei vielen Patienten zum Erfolg führt.

Operative Verfahren. Operative Verfahren haben im individuellen Fall und in der Einbindung in ein gesamtes Konzept, d. h. unter der Beachtung der konservativen Therapie und der individuellen Erfahrung der behandelnden Ärzte, eine wichtige Bedeutung bei der Beseitigung der Schwindelanfälle. Hier besteht ein Stufenplan:

- *Anlage eines Paukenröhrchens:* Bereits die Einlage eines Paukenröhrchens in das Trommelfell bringt manchen Patienten eine dauerhafte Beseitigung der Gleichgewichtsstörungen. Diese kleine Maßnahme kann man mit örtlicher Betäubung durchführen. Das liegende Paukenröhrchen kann dann auch benutzt werden, um Medikamente in das Mittelohr zu geben.

- *Tenotomie:* Hierbei wird das Trommelfell vorgeklappt, um anschließend die Mittelohrmuskeln (Musculus stapedius und Musculus tensor tympani) zu durchtrennen. Die Operation wird üblicherweise ambulant und unter örtlicher Betäubung durchgeführt. Die Ursache der Wirksamkeit dieser ungefährlichen Operationsmethode ist nicht ganz klar. Sie führt vermutlich über eine Druckminderung des Innenohres zu einer Heilung.

- *Saccotomie:* Grundlage dieser chirurgischen Behandlungsmethode ist die Tatsache, dass das Wasserreservat des Innenohres an der Schädelbasis fest von Knochen umgeben ist und sich somit bei Druckerhöhung nicht ausdehnen kann. Nun ist gerade diese Druckerhöhung im Wassersystem des Innenohres eine Ursache der Schwindelanfälle. Bei dieser Operationsmethode wird deshalb durch einen operativen Zugang hinter dem Ohr das Wasserreservat aufgesucht und von der Knochenschale befreit, sodass es sich bei Druckerhöhungen im Innenohr ausdehnen kann. Das Hörvermögen bleibt erhalten.

- *Durchtrennung des Gleichgewichtsnervs (Neurektomie des Nervus vestibularis):* Nur wenn alle bisher genannten Maßnahmen nicht helfen, wird die Durchtrennung des Gleichgewichtsnervs in Erwägung gezogen. Mit den heutigen operativen Möglichkeiten ist diese Maßnahme nur noch selten von den gefürchteten Komplikationen wie Ertaubung des Ohres und eine Verletzung des Gesichtsnervs begleitet. Trotzdem stellen diese Komplikationen naturgemäß ein höheres Risiko dar. Der operative Aufwand ist zudem deutlich höher als bei den anderen Maßnahmen. Auch dieser Schritt führt zu einem Ausfall des Gleichgewichtssystems, was nach der Operation zu einem abklingenden Dauerschwindel führt, der durch ein spezielles Training beseitigt werden muss. Dieser Ausfallsschwindel ist jedoch insbesondere bei älteren Patienten und bei Patienten, die schon lange Zeit durch diese Schwindelanfälle leiden mussten, schwieriger abzutrainieren.

Gentamicinbehandlung. Gentamicin ist eigentlich eine innenohrtoxische Substanz, die das Gleichgewichtsorgan und das Hörorgan schädigt. Bei Morbus Ménière macht man sich diesen »schädigenden« Einfluss auf das Gleichgewichtsorgan zunutze. Die Substanz wird z. B. über ein liegendes Paukenröhrchen oder über einen zuvor eingebrachten kleinen Katheter in das Mittelohr eingebracht. Bei vorsichtiger Dosierung setzt Gentamicin die Überaktivität der Gleichgewichtszellen so weit herab, dass die Schwindelanfälle aufhören.

Nebenwirkungen dieser Therapie können ein Hörverlust durch die Schädigung der Hörsinneszellen oder ein gänzlicher Ausfall des Gleichgewichtsapparates sein. Letzteres führt dann auch zu einem Schwindel, der durch ein entsprechendes Schwindeltraining abtrainiert werden muss.

Was tun, wenn die Ängste schwindelig machen?

Die bei allen Patienten mit Gleichgewichtsstörungen bewusste oder unbewusste Angst vor Schwindelattacken, Unfällen und peinlichen Erlebnissen in der Öffentlichkeit führt zu einer eigenen Unsicherheit, die auch als »Schwindel« interpretiert wird. Dieser Angstschwindel kann nicht medikamentös, sondern muss mit psychologischer Unterstützung behandelt werden. Es handelt sich dabei um eine Verhaltenstherapie, die Dank der heutigen Fortschritte als außerordentlich effektiv und wirksam angesehen werden muss. Die hierfür speziell ausgebildeten Psychologinnen und Psychologen werden diese Form des Schwindels innerhalb weniger Sitzungen zum Verschwinden bringen können!

Den Schwindel wegtrainieren!

Unser sehr kompliziert aufgebautes Gleichgewichtssystem muss sich der Laie wie eine Art »Verwaltung« vorstellen:

- Die einzelnen Abteilungen in diesem Verwaltungsgebäude arbeiten der Chefetage zu und versorgen sie mit bestimmten Informationen. Zu diesen Verwaltungsangestellten gehören die Gleichgewichtsorgane im Ohr, bestimmte Meldesysteme in unseren Muskeln und Gelenken, hierbei insbesondere im Bereich der Halswirbelsäule.

- Die Chefetage sitzt bei uns Menschen im Kleinhirn und im Hirnstamm. Hier befindet sich auch der Tresor, in dem alle wichtigen Gleichgewichtsreflexe und Bewegungen sorgfältig abgespeichert sind. Diese Reflexe und Bewegungen erlernen wir in der frühen Kindheit.

- Zu Schwindel kommt es immer dann, wenn die untergeordneten Verwaltungsangestellten unterschiedliche und nicht übereinstimmende Meldungen an die Chefetage weiterleiten. Die Chefetage fühlt sich durch solche Falschmeldungen irritiert und kann die Verwaltungsaufgabe, die Erhaltung des Gleichgewichts, nicht mehr gewährleisten: Es entsteht Schwindel.

Mithilfe eines neuartigen Trainingsprogrammes ist es nun möglich, dass die Informationen über die wichtigen Reflexe und Bewegungsmuster zur Aufrechterhaltung des Gleichgewichtssinnes wieder neu abgerufen werden. Mit diesen Befehlen wird sozusagen von oben herab wieder Ordnung im Bereich der Verwaltungsangestellten geschaffen.

Unser Gleichgewichtssystem ist fähig, bis ins hohe Alter hinein zu lernen und sich in der dargestellten Weise zu reorganisieren. So wie Piloten für ihren Kunstflug ihr Gleichgewichtstraining absolvieren müssen, ist dies gerade für den von Gleichgewichtsstörungen Betroffenen besonders wichtig.

Das Programm beruht auf den neuesten Ergebnissen der wissenschaftlichen Forschung und der jahrelangen Erfahrung von Krankengymnasten aus der täglichen Praxis mit erwachsenen Patienten. Berücksichtigt wird hier zusätzlich die neurophysiologische Entwicklung des Gleichgewichtssinnes von der Kindheit an. Es ist auf DVD erhältlich und lässt sich leicht zu Hause ausführen. Information und Bestellung:

Hans-Georg Frank
Fotografie + Mediendesign
Turmstraße 4
D-78234 Engen
Telefon: 0151-20750616
Telefax: 07731-796780
E-Mail: info@schwindeltraining.de
www.schwindeltraining.de

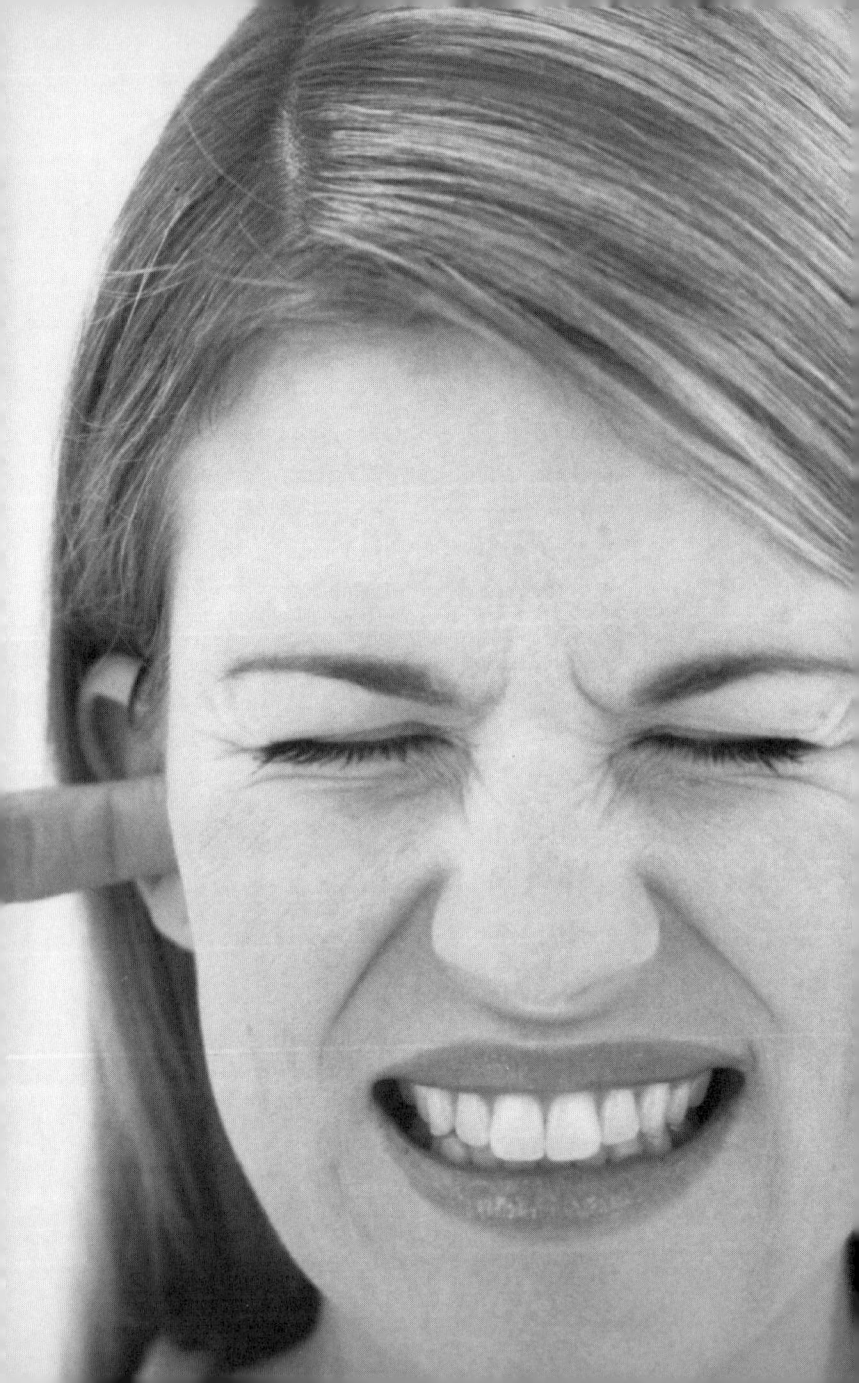

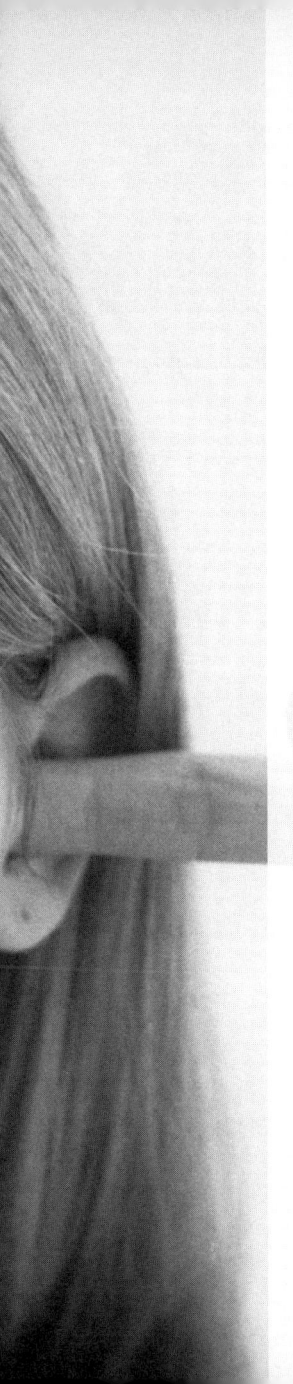

Diagnostik

*Die Grundlage einer wir-
kungsvollen Behandlung
ist immer eine genaue
Diagnose.*

Die apparative Diagnostik
der Ohrgeräusche

Die Diagnose eines Ohrgeräusches kann mitunter ein langwieriger Prozess sein. Im Zentrum der Diagnostik stehen die verschiedenen Hörprüfungen:

Info **Tinnitusdiagnostik**

- Stimmgabelversuch
- Audiogramm – Wie gut hören Sie?
- Messung des Recruitments
- Test für das Mittelohr – die Tympanometrie
- Töne, die das Ohr produziert
- Was passiert im Gehirn?
- Die Tinnitusbestimmung

Stimmgabelversuch

Die einfachste Form der Hörprüfung mit der Stimmgabel ist immer noch ein äußerst wichtiger Bestandteil der Hörprüfungen. Bereits mithilfe einfacher Stimmgabeln unterschiedlicher

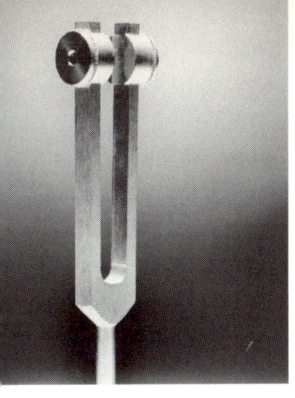

Frequenz kann der erfahrene Arzt eine Schädigung des Innenohres von einer Schädigung des Mittelohres unterscheiden. Trotz der heutigen subtilen technischen Messmethoden hat die Stimmgabel-Untersuchung nicht an Bedeutung verloren.

Audiogramm – Wie gut hören Sie?

Bei der so genannten Audiometrie wird unter Mithilfe des Patienten das gesamte Spektrum des menschlichen Hörvermögens getestet (subjektive Audiometrie). Beim Reinton-Audiogramm wird das Hörspektrum mittels Beschallung durch reine Sinustöne abgefragt. Diese Untersuchung, die in einem schalldichten Raum durchgeführt werden soll, zeigt den Frequenzbereich und das Ausmaß des Hörverlustes.

Das Verständnis des Sprachgehörs wird mittels Gabe von Wörtern und Zahlen in unterschiedlicher Intensität geprüft. Hierbei kann sich der Arzt einen Eindruck über das soziale Gehör verschaffen, über den Gehöranteil also, den wir im täglichen Leben zur Verständigung benötigen. Wichtig ist bei allen Patienten die Bestimmung der Unbehaglichkeitsschwelle bei mindestens drei Frequenzen (500, 2000 und 4000 Hertz). Bei vielen Tinnitus-Patienten ist die Unbehaglichkeitsschwelle herabgesetzt, d.h. die Empfindsamkeit gegenüber höheren Lautstärken ist stark gesteigert. Dies führt zu einer Übersensibilität,

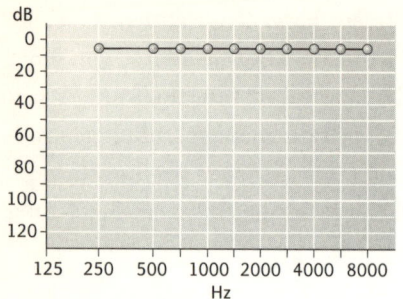

Normales Audiogramm

die im Extremfall als generalisierte Hyperakusis bezeichnet wird.

Unter der Retraining-Therapie (siehe Seite 141) steigt die Unbehaglichkeitsschwelle durch das Training zu höheren Lautstärken hin, also im positiven Sinne. Gerade um diesen Aspekt zu überprüfen, ist die Bestimmung der Unbehaglichkeitsschwelle eine sehr wichtige Untersuchung.

Wichtig Ein Tipp: Einen einfachen Hörtest per Telefon können Sie unter der Telefonnummer 0049-(0)711-8931-300 machen.

Info Spezielle Ergebnisse der Audiometrie

Aus den audiometrischen Messungen lassen sich Rückschlüsse ziehen, die für die Therapie und die Heilungsaussichten wichtig sein können.

Störungen des Tieftonhörens: Das rätselhafte Brummen!

Vermutlich beruht die Störung des Tieftonhörens auf einer Störung des Wasserhaushaltes im Innenohr, die zur Schwellung (Hydrops) führt. Aufgrund dieser Störung kommt es zu einem Überdruck im Innenohr und – damit verbunden – zur vorübergehenden (fluktuierenden) oder dauerhaften Funktionsstörung des Hörorgans. Meistens ist dabei das Ohrgeräusch durch ein Brummen charakterisiert. Der Innenohr-Hydrops kann Ausgangspunkt für eine Ménière-Krankheit mit Schwindelanfällen sein.

Die Therapie dieser besonderen Hörstörung ist sehr aussichtsreich. Zunächst wird eine Entwässerungstherapie mit ausschwemmenden Substanzen (z. B. Furosemid) eingeleitet.

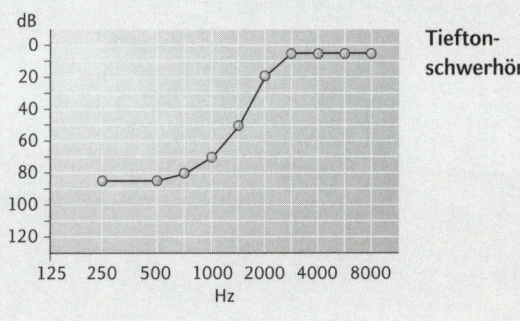

Tiefton-schwerhörigkeit

Im Einzelfall kann die Gabe von Cortison nötig sein. Als längerfristige Medikation eignet sich zur Fortsetzung der Behandlung Betahistin (z. B. Aequamen forte®). Die Tieftonstörungen sind häufig durch Störungen der Halswirbelsäulenfunktion beeinflusst, weshalb hier die Diagnostik ausgeweitet werden muss.

Störungen des Hochtongehörs. Ein hochfrequenter Tinnitus in Begleitung einer Hochtonstörung ist sehr häufig verursacht durch eine lärmbedingte Schwerhörigkeit. Diese Kombination wird aber auch bei Altersschwerhörigkeit oft diagnostiziert. Das hierbei auftretende Ohrgeräusch in Form von Rauschen, hochtönigem Pfeifen oder besonders unangenehm in Form eines kreissägenähnlichen Ohrensausens beeinträchtigt die Patienten besonders stark.

Leider sind die therapeutischen Maßnahmen hier nicht so erfolgversprechend. Die meisten Patienten mit chronischem Tinnitus leiden an einem Ohrgeräusch dieses Typs.

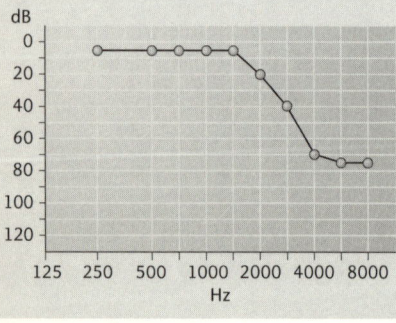

Hochton-schwerhörigkeit

Messung des Recruitments

Ein so genanntes Recruitment macht sich für den Patienten als eine krankhafte Überempfindlichkeit gegenüber Lärm bemerkbar. Normalerweise kann das Innenohr sehr gut auch größere Lautstärken ausgleichen, ohne dass dabei das Verständnis leidet. Bei bestimmten Innenohrschwerhörigkeiten ist diese Fähigkeit gestört, der Patient wird sehr geräuschempfindlich und kann z. B. Geschirrklappern nicht mehr ertragen. Dieses Phänomen lässt sich mithilfe einer speziellen Hörprüfung feststellen und objektivieren. Das Vorliegen eines Recruitments lässt auf einen Innenohrschaden schließen.

Test für das Mittelohr – die Tympanometrie

Die Funktion des Mittelohres wird mithilfe der Tympanometrie erfasst. Dabei wird mithilfe eines speziellen Messapparates die Schwingungsfähigkeit des Trommelfelles, indirekt die Belüftung des Mittelohres und der Stapedius-Reflex gemessen.

Töne, die das Ohr produziert

Die Messung der Töne, die das Ohr abgibt, der **otoakustischen Emissionen**, ist einer der wesentlichen Fortschritte der letzten Jahre, denn hiermit lässt sich gezielt die Funktion des Innenohres überprüfen. Grundlage ist die Tatsache, dass auch das menschliche Ohr (genauso wie z. B. die Fledermaus) nicht nur Töne empfangen kann, sondern auch Töne abgibt. Durch eine spezielle Anordnung von Mikrofon und Tongeber in einer kleinen Sonde kann das menschliche Ohr zu bestimmten Emissionen (Schallaussendungen des Innenohres) angeregt werden. Nur das gesunde Innenohr ist in der Lage, diese otoakustischen Emissionen auszusenden.

Sofern schallübertragende Hindernisse im Mittel- und äußeren Ohr ausgeschlossen sind, kann somit beurteilt werden, ob das Innenohr geschädigt ist. Bei einer Schwerhörigkeit infolge einer Hirnhautentzündung lassen sich z. B. normale otoakustische Emissionen ableiten, obwohl der Patient hochgradig schwerhörig ist; der Schaden liegt hier nicht im Innenohr, sondern infolge der Hirnhautentzündung zentral. Die Untersuchung kann ab dem ersten Lebenstag durchgeführt werden.

Was passiert im Gehirn?

Durch Nervenaktivität fließen ständig winzige Ströme entlang der Nerven, die sich von außen messen lassen. Sie sind beispielsweise Grundlage des Elektrokardiogramms (kurz EKG). Auch am Gehirn können sie abgeleitet werden. Die Messung der **Hirnstammpotenziale (BERA = Brainstem Evoked Potentials)** ist eine Sonderform des Elektroenzephalogramms (EEG). Mithilfe akustischer Reize lässt sich speziell für die Hörbahn ein ganz bestimmtes elektrisches Muster an der Hirnrinde über angelegte Elektroden ableiten. Dieses spezifische Muster weist

Störungen auf, wenn die zentrale Hörbahn geschädigt ist, z. B. aufgrund eines Tumors, eines gutartigen Akustikus-Neurinoms oder auch bei der Multiplen Sklerose. Man kann sogar auf den Ort der Störung im Gehirn schließen. Akustikus-Neurinome lassen sich mithilfe dieser Untersuchung mit weit über 90-prozentiger Sicherheit herausfinden.

Für diese wichtige Messung liegt der Patient entspannt, während über Kopfhörer akustische Signale gegeben werden. Über am Kopf angeklebte Elektroden können die elektrischen Signale des Gehirns abgeleitet werden. Die Untersuchung ist völlig harmlos und mit keinerlei Schmerzen verbunden.

Die Tinnitusbestimmung

Bei der Bestimmung der Frequenz und Lautstärke eines Ohrgeräusches mithilfe eines Audiometers ist man auf die Mithilfe des Betroffenen angewiesen. Darüber hinaus misst man, ob ein Geräusch, das dem Patienten ins Ohr gegeben wird, zu einem vorübergehenden Verschwinden oder Leiserwerden des eigentlichen Ohrgeräusches führt (»Residual Inhibition«). Daraus lässt sich in manchen Fällen ein Nutzen für die Therapie ableiten, indem versucht wird, diesen Effekt mithilfe eines speziellen »Tinnitus-Maskers« auszunutzen. Leider sind die Fälle relativ selten, bei denen das Ohrgeräusch durch eine solche Verdeckung gelindert werden kann. Deshalb wurde die klassische Masker-Behandlung zugunsten der Retraining-Therapie weitgehend wieder verlassen.

Info **Mir ist alles zu laut! – Die Hyperakusis**

Unter Hyperakusis versteht man die pathologisch gesteigerte Empfindlichkeit des Hörsystems gegenüber Lärmquellen, die dadurch wesentlich lauter erscheinen. In vielen Fällen beruht die Geräuschunverträglichkeit auf einer Schädigung des Innenohres, die bis zur Überempfindlichkeit der Hörnervenzellen gegenüber der Beschallung geführt hat (Recruitment). Diese Überempfindlichkeit kann jedoch auch durch eine überhöhte Empfindlichkeit der zentralen Hörsysteme entstanden sein. Dies findet man häufig als Ausdruck der »Manager-Krankheit«, das heißt eines schlecht verarbeiteten psychisch-physischen Stresses. Bei diesem zentralen Prozess ist das Hörsystem im Gehirn entgleist, weil die hemmenden Systeme versagen. Die Hyperakusis kann allein bestehen oder von einem Ohrgeräusch begleitet sein. Oft besteht ein normales Hörvermögen, verbunden mit einem übersensiblen Ohr.

Naturgemäß führt diese Lärmüberempfindlichkeit dazu, dass sich der Patient aus dem öffentlichen Leben zurückzieht. Jegliche Lärm- und Geräuschbelastung wird vermieden, selbst das Klingeln eines Telefons oder Geschirrklappern werden typischerweise als äußerst belastend empfunden.

Die Flucht in die Stille führt zu einer gesellschaftlichen Isolation. Sie bewirkt aber auch, dass die Sensibilität gegenüber Geräuschen immer mehr zu- statt abnimmt.

Therapeutisch müssen diese Patienten langsam wieder an die Umgebungsgeräusche gewöhnt werden. Das beratende Gespräch muss dem Patienten auch zeigen, dass er nicht die Stille suchen, sondern sie meiden muss. Dies gelingt meist schon durch Musikhören, vom Leben mit Hintergrundmusik bis hin zur Durchführung einer Retraining-Therapie (siehe Seite 141). Bei diesen Patienten sind der beratende und in der Therapie erfahrene Arzt und der Hörgeräte-Akustiker besonders verpflichtet, ihren »Schützling« durch diese Trainingsphase zu begleiten, denn eine Therapie mit Medikamenten ist bei dieser Form der Hörstörung nicht möglich.

Bildgebende Diagnostik

Wenn aufgrund der klinischen und apparativen Untersuchung der Verdacht auf ein organisches Ohrgeräusch besteht, kommen ganz bestimmte bildgebende Verfahren zum Einsatz, die die Strukturen der zentralen Hörbahn direkt oder indirekt darstellen können.

Magnetresonanztomografie (MRT, auch Kernspintomografie). Mithilfe dieser Untersuchung, die keine Röntgenstrahlen verwendet, sondern auf der Messung magnetischer Felder beruht, kann heute sehr exakt und bis zu einer Auflösung von ein bis zwei Millimeter das Gewebe im Gehirn und Körper bildhaft dargestellt werden. Diese Untersuchung eignet sich vorzüglich, um auch kleine Akustikus-Neurinome nachzuweisen, die im inneren Gehörgang wachsen können.

Ultraschall. Besonders bei pulssynchronen Ohrgeräuschen muss nach Strömungshindernissen in der Blutbahn oder nach Blutgefäßveränderungen gesucht werden. Hierzu eignen sich zunächst hervorragend die Doppler- und Duplexsonografie.

Angiografie. Wenn bei der Ultraschalluntersuchung Hinweise für ein Geschehen in der Blutbahn gefunden werden, muss mithilfe einer Röntgenuntersuchung der Blutgefäße, einer Angiografie, die gezielt für einzelne Äste der Blutbahn durchgeführt werden kann, das Gefäßsystem dargestellt werden. Bei dieser Untersuchung wird ein Katheter in ein großes Blutgefäß eingebracht und Kontrastmittel injiziert. Zuvor kann jedoch ohne Eingreifen in den Körper das Gefäßsystem mittels einer speziellen Kernspinuntersuchung, dem sog. Angio-MRT sehr genau dargestellt werden.

Ein Blick in die Zukunft

Mit dem Ziel, Tinnitus und tinnitusrelevante biologische, chemische und physikalische Vorgänge im Gehirn sichtbar zu machen, beschäftigt man sich mit weiteren bildgebenden Verfahren, z. B.

- Funktionelle Kernspintomografie (FMRI): klärt, welche Hirnareale Tinnitus verarbeiten und welche damit dann auch einer lokalen Therapie am Gehirn, z. B. Magnetstimulation,

Elektrostimulation, gar chirurgischen Verfahren, zugänglich wären.

- Kernspin-Spektroskopie: stellt Neurotransmitter dar, die zur Signalübertragung gebraucht werden.

- »Diffusion tensor« Kernspintomografie: stellt den Verlauf von Nervenbahnen dar.

- PET (Positronenemissionstomografie.):ist in der Lage, spontane Hirnaktivitäten darzustellen und zeigt sauerstoffabhängige Funktionen des Gehirns. Damit ist man heute in der Lage, die Überträgerstoffe zwischen den einzelnen Gehirnzellen, die spezifischen Neurotransmitter und ihre Rezeptoren, im Bild zu sehen und deren Funktion zu überprüfen. Dies ist für die zukünftige Tinnitusforschung von grandiosem Wert: man wird erkennen können, ob Überträgerstoffe wie z. B. 5-Ht (Serotonin-Rezeptoren), GABA (Gamma-Aminobuttersäure), NMDA (n-Methyl-D-Aspartat) oder Dopamin tinnitusbedingte Veränderungen aufweisen und ob man sie beeinflussen kann.

Die Diagnostik psychischer Störungen

Die durch einen Tinnitus ausgelösten psychischen Folgeprobleme können in ihrer Art sehr verschieden sein. Sie reichen von leichten Konzentrationsstörungen bis zur Depression und zu Ängsten. Mitunter schleichen sich solche Störungen unbewusst in das Leben tinnitusgeplagter Menschen ein. Seelische Störungen können aber auch bereits vor dem Tinnitus vorhanden gewesen sein und treten dann verstärkt in Erscheinung.

Um die Belastung des Patienten durch diese Störungen und durch den Tinnitus »messen« zu können, wurden spezielle Fragebögen entwickelt. Um psychosomatische Störungen zu erfassen, stehen eine ganze Reihe weiterer psychologischer Tests und Fragebögen zur Verfügung, die auch bei der Begutachtung von Tinnitus-Patienten eingesetzt werden. Dabei werden mehrere Parameter erfasst:

- die psychische Beeinträchtigung durch den Tinnitus

- die Penetranz (Aufdringlichkeit) des Tinnitus

- Hörprobleme

- Schlafstörungen

- körperliche Beschwerden.

Dank der hervorragenden Zuverlässigkeit (Reliabilität) dieser Tests sollte der Erfolg einer bestimmten Tinnitus-Therapie oder eines Krankheitsverlaufes hiermit überprüft und belegt werden.

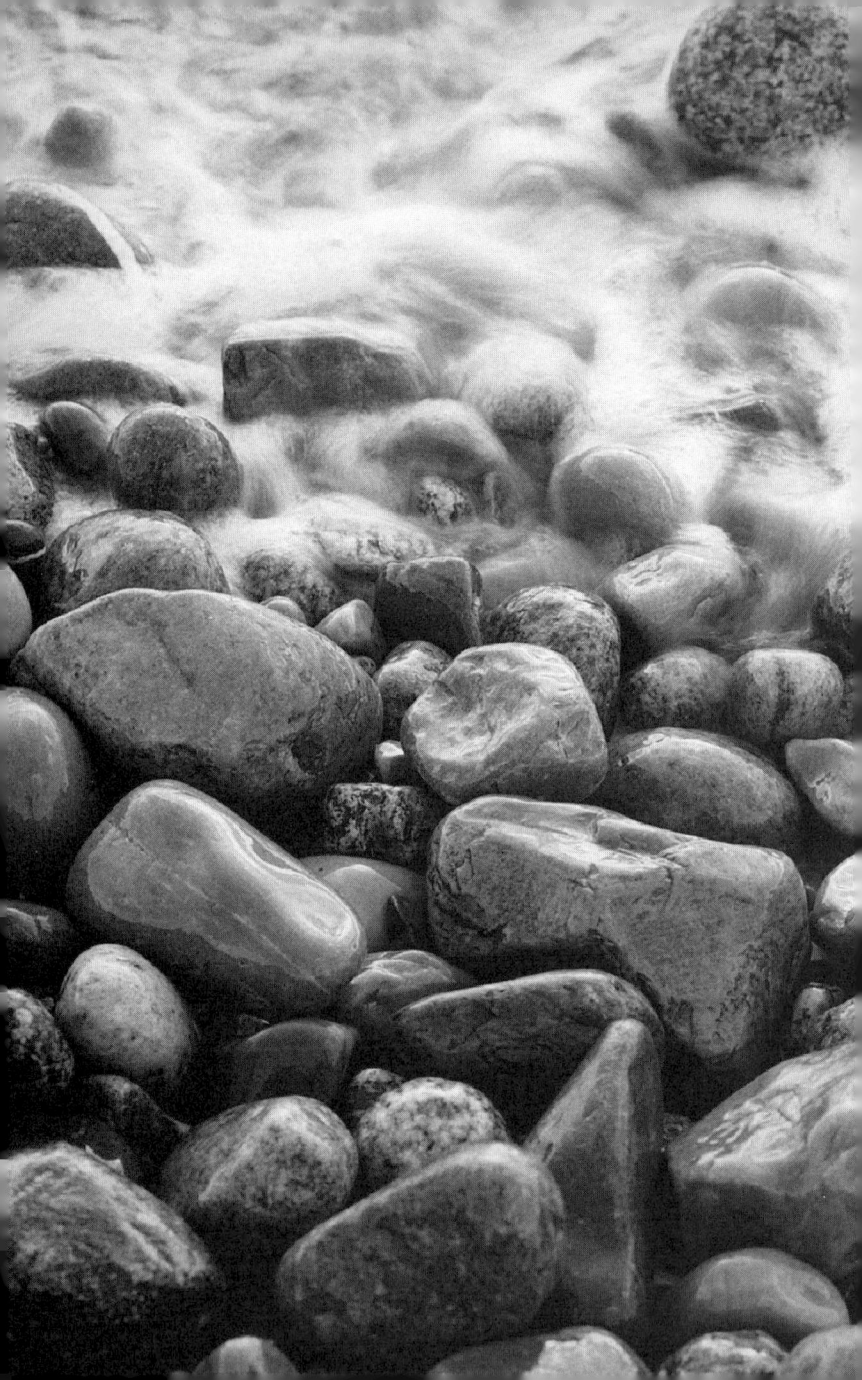

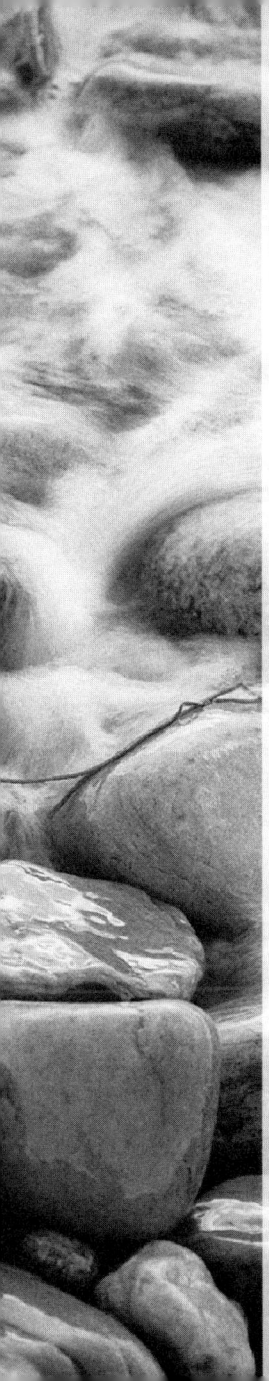

Behandlung

Neben der medikamen-
tösen Therapie, die im
Wesentlichen beim aku-
ten Tinnitus angewandt
wird, stehen heute das
Retraining, die Bewälti-
gung der emotionalen
Probleme sowie die
Anpassung eines Hör-
gerätes im Mittelpunkt
einer erfolgreichen
Tinnitus-Therapie.
Manchmal hilft auch
ein Klinikaufenthalt.

Tropfen und Tabletten gegen Tinnitus?

Die Pille, die ein Ohrgeräusch einfach abschaltet, wurde noch nicht erfunden. Etliche Medikamente haben sich vor allem bei speziellen Tinnitus-Formen bewährt, wirken aber nicht auf die Wurzel des eigentlichen Tinnitus-Geschehens ein. Hier wird intensiv geforscht, und dabei wurden einige interessante Wirkweisen zutage gefördert.

Wo könnte man mit Medikamenten ansetzen?

Unter der Vorstellung, dass Durchblutungsstörungen die Hauptursachen bei der Entstehung von Ohrgeräuschen sind, werden vor allem in der Akutbehandlung durchblutungsfördernde Mittel eingesetzt. Mehr und mehr wird diese Hauptursache aber in Zweifel gezogen. Die hierbei verwendeten Mittel wirken teils gefäßerweiternd, teils verbessern sie die Fließeigenschaften des Blutes. Um eine möglichst rasche und intensive Wirkung zu erzielen, werden die Substanzen als Infusionen gegeben. Beim chronischen Ohrgeräusch ist eine solche durchblutungsfördernde Therapie nicht mehr sinnvoll. Hierzu werden Medikamente gesucht, die in die Vorgänge bei der Hörsignalübertragung im Innenohr und Gehirn eingreifen können.

Um die Wirksamkeit solcher Tinnitus-Medikamente zu verstehen, ist ein Einblick in die Funktionsweise des Gehirns interessant. Wie findet überhaupt der Informationsfluss statt, wie wird ein Höreindruck von einer Nervenzelle auf die andere übertragen?

Synapsen

Zwischen den Nervenzellen gibt es mikroskopisch kleine Verbindungen, die Synapsen. Die meisten Synapsen im Gehirn von Säugetieren einschließlich des Menschen sind chemische Synapsen, an denen ein mechanisches Signal in ein chemisch-elektrisches umgewandelt wird. Auch elektrische Synapsen wurden gefunden. Zwischen einer elektrischen und einer chemischen Synapse bestehen wichtige Unterschiede. Eine chemische Synapse ist von Natur aus plastisch: sie kann auf viele Arten und auf verschiedenen Ebenen so verändert werden, dass die Aktivität der kommunizierenden Nervenzelle zu- oder abnimmt. Elektrische Synapsen dagegen sind starr und nicht veränderbar. Die Informationen können nicht abgewandelt werden, da keine strukturellen oder chemischen Veränderungen möglich sind. Gedächtnis und Lernen hätten sich in einem Nervensystem, das nur elektrische Synapsen besitzt, nicht entwickeln können.

Das menschliche Ohr verfügt im hirnfernen (peripheren) Teil zur Schallübertragung im Wesentlichen über elektrische Synapsen. In den weiter höheren, also zentral gelegenen Strukturen der Hörbahn kommen zunehmend chemische Synapsen zum Einsatz, die an der Hörerfahrung, dem Hörerleben und den damit verbundenen Lernvorgängen beteiligt sind. Die elektrische Synapse lässt sich durch das Betäubungsmittel Lidocain beeinflussen, das die Zellmembranen der Nervenzellen stabilisiert und die Reizübertragung blockiert.

Überträgerstoffe

Die chemischen Synapsen verwenden Botenstoffe zwischen den chemischen Nervenzellen, die Neurotransmitter, von denen einige bereits sehr gut erforscht sind, wie z. B. Glutamat (das Sie als Geschmacksverstärker kennen), GABA (Gamma-Aminobuttersäure), Acetylcholin, Dopamin, Noradrenalin. Dazu kommt das Serotonin, dessen Vorstufe das Melatonin ist, das derzeit experimentell bei anderen Krankheiten eingesetzt wird.

Blockade der Transmitterwirkung

Die Wirkung der Neurotransmitter kann durch verschiedene chemische Substanzen blockiert werden. Am eindrucksvollsten geschieht dies durch Rauschgifte wie Lysergsäurediethylamid (LSD) und deren Abkömmlinge, die zu halluzinatorischen Effekten und zu einem Zusammenbruch der normalen Hirnaktivität führen. Aber auch weit verbreitete Pharmaka wie die Neuroleptika (zur Behandlung von Schizophrenien) und die Antidepressiva (zur Behandlung von Depressionen) nutzen dieses Prinzip aus. Sie aktivieren oder inaktivieren in sehr gut definierter Weise spezifische Überträgerstoffe.

Ob sich aus diesen bereits bekannten und gut erforschten Medikamenten Pharmaka ableiten lassen, die auch das Ohrensausen positiv beeinflussen, muss noch abgewartet werden. International wird derzeit am intensivsten an den Neuroleptika gearbeitet, die einen Einfluss auf das Dopamin- und Noradrenalinsystem im Gehirn haben. Aus der Erfahrung mit Drogensüchtigen ist bekannt, dass Drogen wie LSD zu akustischen Halluzinationen, also zu Tinnitus, führen. Es ist nicht auszuschließen, dass durch weitere Erforschung der Neurotransmitter aus Substanzen wie dem LSD eines Tages eine »Tinnituspille« entwickelt werden kann.

Lidocaintest und experimentelle Ansätze

Aus dem Wissen um die Wirkung des Lidocains hat sich der so genannte Lidocaintest entwickelt, der zur Diagnostik des Ohrgeräusches herangezogen wird, aber auch für die Therapie eine gewisse Bedeutung hat.

Die hochdosierte intravenöse Gabe von Lidocain kann somit zu einer kurzen Tinnituspause führen, die über die Dauer einer pharmakologischen Wirkung hinaus eine Änderung der psychischen Einstellung zum Symptom bewirken kann: Das Erleben eines vollständigen Verschwindens des Ohrgeräusches unter der Infusion ist so beeindruckend für den Patienten, dass darauf aufbauend eine geänderte psychische Einstellung zum Symptom erarbeitet werden kann. Darüber hinaus scheint es möglich zu sein, mithilfe des Tests den Ort der Tinnitusentstehung herauszufiltern. Die Tatsache, dass Lidocain, intravenös gegeben, seine Wirkung entfaltet, jedoch am Ohr direkt injiziert (über das runde Fenster im Mittelohr) nicht unbedingt gleichzeitig zu einem Verschwinden des Ohrgeräusches führt, zeigt im Einzelfall, ob das Ohrgeräusch seinen Ursprung zentral oder im Innenohr hat.

Info **Lidocaintest**

Der Patient erhält eine Lidocain-Kurzinfusion (über 20 Minuten), die in die Vene gegeben wird. Dabei werden kontinuierlich das EKG, der Blutdruck und die Sauerstoffsättigung des Blutes überwacht. Unter der Lidocaingabe verschwindet das Ohrgeräusch bei einem Teil der Patienten völlig; allerdings kehrt es etwa zwei bis fünf Minuten nach Infusionsende wieder zurück.

- Beim akuten Tinnitus kann Lidocain die Heilungschancen verbessern.

- Beim chronischen Tinnitus kann das Unterdrücken, auch wenn es nur vorübergehend ist, dazu beitragen, dem Patienten ein wenig Hoffnung zu geben. Immerhin existiert mit dem Lidocain eine Substanz, die das jeweilige Ohrgeräusch beherrschen kann, und die Weiterentwicklung dieses Medikaments kann vielleicht eines Tages Hilfe bringen.

Glutamat und Antagonisten

Glutamat ist an der Signalübertragung der Nervenzellen als Botenstoff beteiligt. Bestimmte Nervenzellen halten für den Empfang von Glutamat eigene Rezeptoren bereit. Anscheinend stellen Glutamat und die ihm zugehörigen Rezeptoren das Schlüsselsystem dar, das an der Speicherung von Gedächtnisinhalten (Lernen) beteiligt ist. Möglicherweise kann dieser Botenstoff zu einer Hemmung an den Synapsen führen. Dadurch werden die Nervenzellen, die den Tinnitus produzieren, in ihrer Aktivität gehemmt.

Die Tatsache, dass es mindestens fünf verschiedene Glutamatrezeptoren an den Nervenzellen gibt, lässt die Anwendung von Glutamat als Infusion problematisch erscheinen. Wir müssen aber heute davon ausgehen, dass ein effektives Tinnitustherapeutikum mit hoher Wahrscheinlichkeit von diesem Typ sein wird, also ein Medikament, das die chemischen Neurotransmitter im Gehirn beeinflusst. Es ist zu erwarten, dass die moderne Gehirnforschung und die Neurophysiologie Medikamente dieser Art für Tinnitus und auch für andere Krankheitsbilder entwickeln wird.

Das Gleiche gilt für eine Vielzahl anderer Überträgerstoffe: man kennt sie heute alle, kann ihre Funktion sogar sichtbar machen und weiß sogar ihre Bedeutung bei Tinnitus einzuschätzen. Aber noch ist man weit davon entfernt, sie gezielt zu beeinflussen.

Kalzium-Antagonisten

Kalzium spielt bei der Erregung von Nervenzellen eine sehr große Rolle. Es ist entscheidend beteiligt an der Auslösung von Aktionspotenzialen, also jener Impulse, die die Aktivität von Nerven- oder Muskelzellen steuern. Normalerweise werden Stoffe, die das kalziumverarbeitende System im Körper hemmen, so genannte Kalzium-Antagonisten, bei Herzkrankheiten und Bluthochdruck eingesetzt. Einige medikamentöse Aufbereitungen entfalten aber auch eine Wirksamkeit im Gehirn.

Die Vorstellung einer Wirksamkeit beim Tinnitus beruht auf der »beruhigenden« Wirkung auf bestimmte Nervenzellen. Ein solcher Effekt ist bei manchen Tinnitus-Patienten tatsächlich festzustellen, vor allem bei hochfrequenten Ohrgeräuschen. Daher ist ein befristeter therapeutischer Versuch – unter Abwägung der Risiken aus den Nebenwirkungen – gerechtfertigt.

Wichtig Das expandierende Wissen über unser Hörsystem macht bewusst, dass Ohrgeräuschen die verschiedensten Ursachen zugrunde liegen. Wegen dieser Ursachenvielfalt ist es unwahrscheinlich, dass es ein Medikament gegen Ohrensausen geben wird. Vielmehr müssen die Wissenschaftler versuchen, für jede individuelle Störung das geeignete Medikament zu finden. Das braucht so viel Zeit, dass für die nächsten Jahre die Entwicklung eines gezielt wirksamen Medikamentes nicht abzusehen ist.

Die Behandlung des akuten Tinnitus

Bei der Tinnitustherapie müssen das chronische und das akute Stadium unterschieden werden. Die Akuttherapie hat das Ziel, möglichst sicher die Entstehung eines chronischen Ohrgeräusches zu verhindern. Dies bedeutet, dass die Erst- und Akutbehandlung sehr verantwortungsbewusst durchgeführt werden muss.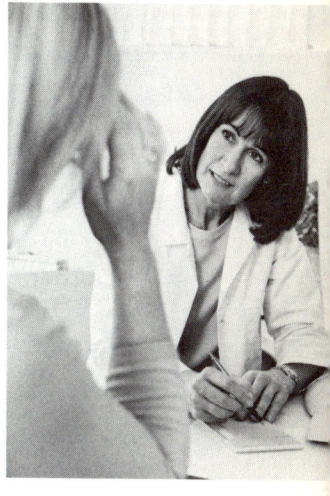

Wenn ein Ohrgeräusch aufgetreten ist, ob spontan, durch besondere Ereignisse oder nach Lärmeinwirkung, sollten Sie zunächst einmal das Gespräch mit dem HNO-Arzt als wichtigste Maßnahme suchen. Abhängig von den vermuteten Ursachen des Ohrensausens wird der Arzt die sich daraus ergebende Diagnostik und die Therapie besprechen.

Wichtig Richten Sie Ihre Aufmerksamkeit nicht auf das Ohrgeräusch, sondern lenken Sie die akustische Wahrnehmung im Gegenteil vom neuen Signal ab! Schon dadurch kann verhindert werden, dass das Ohrgeräusch durch »Lernprozesse« im Gehirn chronisch wird.

Die Tinnitusspirale und ihre Bewältigung

Tinnitus ist für das Gehirn erst einmal ein neues Signal. Dieses Signal kann von vornherein als harmlos interpretiert werden, wie z. B. ein Grillenzirpen, es kann aber auch sofort als störend und irritierend gefühlt werden. Vermeiden Sie negative Gedanken, die dann in die negative Tinnitusspirale führen. Wir wissen heute, dass insbesondere solche negativen Gedanken ein Tinnitusleiden auslösen. Entscheidend ist, dies zu verhindern! Die richtige Beratung – von der ersten Minute an! – versucht, durch Information negative Gedanken gar nicht erst entstehen zu lassen und hilfreiche Gedanken zu fördern.

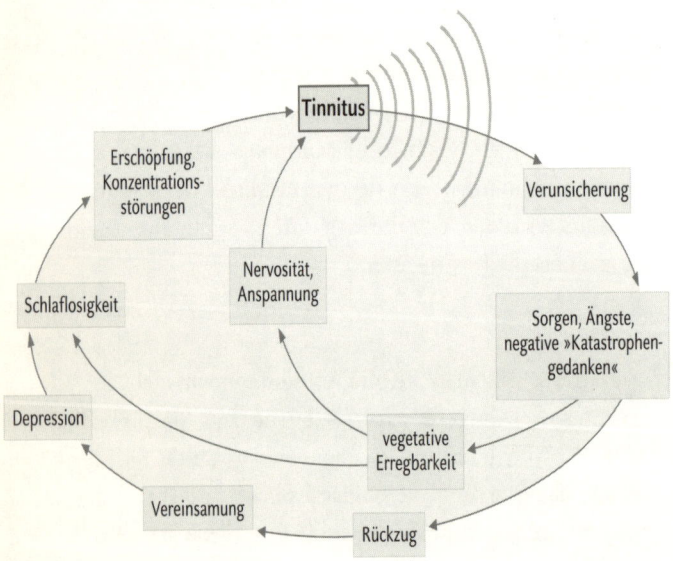

Wichtig Man weiß heute, dass nicht die Art des Tinnitus, also etwa Tonhöhe oder die Lautstärke entscheiden, ob man unter Tinnitus leidet, sondern dass einzig die Verknüpfung mit negativen Gedanken zum Leiden führen!

Vermeiden Sie negative Gedanken wie

»Jetzt werde ich nie mehr ein normales, glückliches Leben führen können.«

»Davon komme ich nie los!«

»Es kann eine Krankheit sein ...«

Denken Sie stattdessen positiv:

»Unter dem Tinnitus werde ich nicht leiden müssen.«

»Ich werde den Tinnitus zum Anlass nehmen, mein Leben positiver und stressfreier zu gestalten.«

»Es gibt schlimmere Krankheiten und Unfälle.«

Wissen Filter: Nicht nur bei Tinnitus

Was hören wir, wenn wir schlafen?

Am Beispiel Schlaf lässt sich das Vorhandensein unseres Filtersystems erläutern. Das Ohr funktioniert während des Schlafes vollständig und empfängt auch die verschiedensten Höreinflüsse. Jedoch sorgt das Filtersystem des Gehirns dafür, dass diese Impulse während des Schlafes nicht an das Bewusstsein weitergeleitet werden.

Als Gesunder nutzt man diese Filter unbewusst, wenn man sich auf bestimmte Dinge konzentriert und dabei die Umwelt akustisch völlig ausschaltet. Das natürliche Vorhandensein dieser Filter zeigt sich bei allen Tinnitus-Patienten, die darüber berichten, dass sie Momente, Stunden oder Tage haben, an denen das Ohrgeräusch für sie sehr erträglich und auch kaum wahrnehmbar ist.

Ein gutes Beispiel für die Bewertung und Verarbeitung akustischer Quellen im Gehirn ist die Mutter, die trotz tiefen Schlafes das Weinen ihres Kindes im Nachbarraum sofort wahrnimmt, als hätte sie spezielle Antennen hierfür.

Und was passiert beim Tinnitus?

Hat sich bei einem Tinnitus-Patienten das Ohrgeräusch ähnlich tief in das Unterbewusstsein eingegraben und ist es mit der entsprechenden Wahrnehmung verknüpft, so wird daraus eine ständige Aufmerksamkeit resultieren wie bei einer Mutter.

Die Abkoppelung des Unterbewusstseins und der Wahrnehmung von Geräuschen ist das Ziel der Beratung und zukünftigen Behandlung – neben der etwaigen medizinischen Behandlung. Das zentrale akustische System muss also wieder auf die normale und nicht auf die ohrgeräuschfixierte Wahrnehmung zurücktrainiert werden.

Wie eine Mutter im Laufe der Jahre mit Größerwerden ihres Kindes immer weniger auf die charakteristischen Frequenzen ihres Kleinen reagiert, wird auch der Tinnitus-Patient im Laufe der Zeit eine ähnliche Entwicklung durchmachen. Zunächst wird er allmählich feststellen, dass die Fixierung auf das Ohrgeräusch nachlässt. Die Phasen »ohne« Ohrgeräusch werden immer länger.

Die mit dem Ohrensausen verbundene Stressreaktion, Nervosität und Übererregbarkeit können durch Entspannungstechniken (siehe Seite 210ff.) stark gedämpft werden. Die Entspannungstechniken tragen wesentlich dazu bei, dass es dem Patienten gelingt, seine Wahrnehmung auf andere, positive Dinge zu lenken. Hat der Patient die Anwendung von Körpertherapien und Entspannungstechniken erlernt, bekommt er in der Regel auch Schlaf- und Konzentrationsstörungen in den Griff.

Wichtig Tinnitus ist keine Krankheit des Ohres, sondern eine Fehlverarbeitung von Hörimpulsen im Gehirn.

Tinnitus ist ein natürliches und bei jedem Individuum vorhandenes Phänomen, das lediglich bei manchen durch zentrale Verarbeitungsprozesse übermäßig verstärkt wird. Als Patient lernen Sie wieder, die vorhandenen akustischen Filter im Gehirn einzusetzen, die es ihm ermöglichen, das Ohrensausen nicht mehr bewusst zu hören.

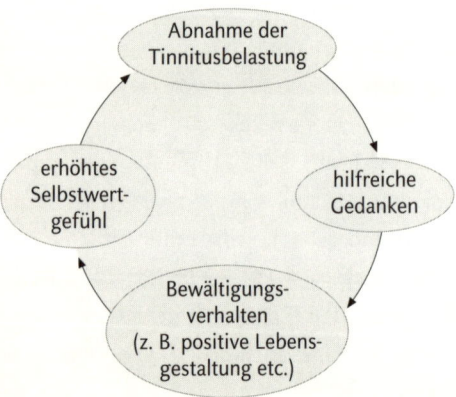

Die richtige Beratung (sog. Counseling)

Die richtige Beratung durch den Arzt kann entscheidend zur Heilung eines Ohrgeräusches beitragen.

Wichtig Heute ist man sich sicher, dass der Effekt, den die Beratung bei der Therapie von Ohrgeräuschen hat, mindestens gleich groß ist wie der Einsatz von Medikamenten!

Verstehen Sie den Hilferuf!

In manchen Fällen kann ein Ohrgeräusch auch ein Hilferuf des Körpers sein, wenn z.B. Arbeit, Sorgen oder Stress zu viel geworden sind. Oft tritt eine Überforderung unbewusst und schleichend ein. Befragen Sie sich selbst, ob das Ohrgeräusch ein solcher Hilferuf sein kann, und befassen Sie sich deshalb einmal mit folgenden Punkten:

- Überdenken Sie Ihre momentane Lebenssituation. Spielen Stressfaktoren in Ihrem Leben eine Rolle? Welche genau sind es?

- Versuchen Sie, diese Stressfaktoren so weit wie möglich abzubauen.

- Besprechen Sie die Möglichkeit einer vorübergehenden Krankschreibung mit Ihrem Arzt.

- Achten Sie auf die Schlafhygiene (siehe Seite 253).

Wissen Das Gespräch mit dem Arzt

Ihre Mitarbeit ist gefragt:

- Versuchen Sie, das Ohrgeräusch nicht zu beachten!

- Äußern Sie dem Arzt gegenüber Ihre Vermutung, wie das Ohrgeräusch entstanden ist! Nur wenn die Gedanken von Ihnen und Ihrem Arzt übereinstimmen, kann eine gemeinsam beschlossene Therapie gelingen!

- Formulieren Sie Ängste und Sorgen, die Sie mit dem Ohrgeräusch verbinden, damit sich Ihr Arzt darauf einrichten kann.

Auch Ihr Arzt hat Ziele:

- »Entpathologisierung« des Symptoms: Ihr Arzt wird Ihnen verdeutlichen, dass Ohrgeräusche keine Krankheit sind und Sie nicht existenziell bedroht sind!

- Gründliche medizinische Abklärung: Ihr Arzt wird Sie gründlich untersuchen, um abzuklären, dass kein krankhafter Prozess hinter dem Ohrgeräusch steht. Die Diagnostik des Hörsystems gehört in die Hand der Fachleute, also der Hals-Nasen-Ohren-Ärzte!

- Aufklärung: Nachdem die Untersuchungen zu einer Diagnose geführt haben, wird Ihr Arzt Ihnen die Auswahl der eingesetzten Medikamente erklären.

- Psychologische Aspekte: Möglicherweise bescheinigt Ihr Arzt Ihnen für eine bestimmte Zeit eine Arbeitsunfähigkeit oder empfiehlt Ihnen unter Umständen auch eine kurzzeitige Anwendung eines Schlafmittels. In bestimmten Situationen kann sogar die Anwendung von Psychopharmaka nützlich sein.

- Reduzieren Sie Ihren Termindruck.

- Schlagen Sie weder mit Alkohol noch mit der Ernährung über die Stränge!

- Vom Gefäßgift Nikotin sollten Sie Abschied nehmen.

- Suchen Sie sportliche Betätigung, dreimal in der Woche mindestens eine halbe Stunde.

Meiden Sie Stille und genießen Sie den Tag!

Wenn Sie absolute Stille aufsuchen, wird Ihr Ohrgeräusch immer vorhanden sein und Ihnen immer lauter erscheinen. Lenken Sie sich ab, um einer Chronifizierung vorzubeugen! Genießen Sie den Tag!

Die Fachleute sprechen in diesem Zusammenhang von Aufmerksamkeitsumlenkung und Genusstraining.

Diese »einfach« klingenden Ratschläge sind sehr effektive Hilfen: wenn man sie konsequent anwendet, wird man den Tinnitus mehr und mehr vergessen können; es entsteht eine Defokussierung vom Tinnitus.

Dies sind alles Maßnahmen, die Sie von sich aus durchführen können. Parallel hierzu ist es die Aufgabe der Medizin, die tinnitusauslösende Ursache baldmöglichst zu behandeln.

Info So lenken Sie sich ab:

- Nutzen Sie Geräuschgeräte! Stellen Sie einen tickenden Wecker auf Ihren Nachttisch oder einen Zimmerspringbrunnen ins Schlafzimmer.

- Meiden Sie Stille! Hören Sie leise Hintergrundmusik während des Tages und beim Einschlafen.

- Hören Sie auf die Geräusche der Natur, wie Vogelzwitschern oder Blätterrauschen.

- Hören Sie nicht in sich hinein, ob der Tinnitus noch da ist!

- Führen Sie Tinnitus-Tagebuch (zu Beginn der Erkrankung kann das sinnvoll sein).

Genießen Sie mal wieder:

- Besuchen Sie Freunde.

- Gehen Sie ins Kino oder in ein Konzert.

- Verbringen Sie einen schönen Urlaub.

- Gönnen Sie sich ein Wellnesswochenende.

- Gehen Sie mal wieder gut essen.

Die ersten medizinischen Maßnahmen

Alle Fachleute sind sich darüber einig, dass ein Ohrgeräusch möglichst rasch nach seinem Auftreten neben der Aufklärung und Beratung auch medizinisch behandelt werden muss (siehe Tabelle 1, Seite 124). Die Dauer der Anwendung der verschiedenen Verfahren und die Dosierung hängt vom Einzelfall ab und muss vom Arzt entschieden werden.

Als Ursache für die Entstehung eines Ohrgeräusches und gleichermaßen der akuten Hörstörung (Hörsturz) wird die Durchblutungsstörung im Innenohr angenommen. Diese Durchblutungsstörung kann aufgrund empfindlicher Prozesse der Innenhaut der Blutgefäße entstehen, beispielsweise durch einen Virusinfekt, der von vielen Forschern als Möglichkeit in Betracht gezogen wird. Aber auch Prozesse, bei denen Abwehr-(Immun-)vorgänge gegen körpereigene Zellen ablaufen, die so genannten Autoimmunprozesse, können möglicherweise derartige Gefäßveränderungen auslösen. Diese Vorstellung führt zu der Konsequenz, dass Cortison gegeben wird, weil es Entzündungsfolgen und Autoimmunprozesse im Körper wirksam unterdrückt.

Die Durchblutungsstörung kann jedoch auch aufgrund einer Gefäßverengung funktioneller oder anatomischer Art auftreten. Eine funktionelle Verengung der Gefäße kann möglicherweise gefördert werden durch Stress oder reflektorische Funktionsstörungen der Innenohrgefäße, über die wir noch nicht Bescheid wissen. Anatomische Engstellungen der Gefäße sind bei arteriosklerotisch veränderten (»verkalkten«) Blutgefäßen

121

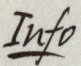 ## Notübung für den Übeltäter Halswirbelsäule

Möglicherweise ist eine funktionelle Störung der Halswirbelsäule (siehe Seite 178) die Ursache für einen akut einsetzen-
den Tinnitus: Ein richtig indizierter und schonend durchge-
führter Handgriff an der Halswirbelsäule (Chiropraktik) und/
oder eine gezielte Neuraltherapie (Injektion eines Betäu-
bungsmittels in bestimmte Strukturen der oberen Halswirbelsäule) kann einen halswirbelsäulenbedingten Tinnitus im
Akutstadium schnell zum Verschwinden bringen.

Sie selbst können bei einem frisch aufgetretenen Ohrgeräusch folgende »**Notübung**« für die Halswirbelsäule durchführen:

- Legen Sie sich auf den Rücken und beugen Sie die Beine.

- Stellen Sie sich vor, Sie hätten in der Lendenwirbelregion/
  Rückenregion einen weichen Ball, den Sie durch Zurück-
  rollen des Beckens zerdrücken möchten. Diese Bewegung
  führt zu einer Streckung des Rückens, die sich bis in die
  Halswirbelsäule fortsetzt.

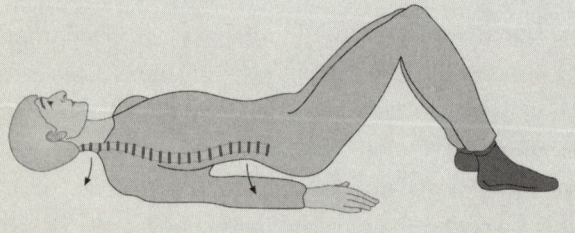

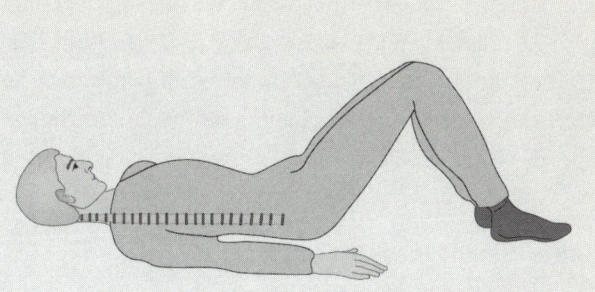

- Stellen Sie sich nun vor, Sie hätten diesen Ball im Nacken und möchten ihn mit dem langgestreckten Nacken zusammendrücken. Dabei wandert das Kinn und der langgestreckte Hals in Richtung Boden. Sie spüren das Hinterhaupt auf dem Boden aufliegen. Drücken Sie nun das Hinterhaupt gegen den Boden und halten die Spannung, indem Sie langsam bis fünf zählen. Danach lassen Sie den Kopf und die Halswirbelsäule sowie das Becken locker und fühlen Sie die Entspannung.

- Wiederholen Sie diese Übung einige Male. Rollen Sie zwischen den Übungen den Kopf ganz locker auf der Unterlage ein paar Mal hin und her.

zu erwarten. Der Sauerstofftransport wird ebenfalls behindert durch Veränderungen der Fließeigenschaft des Blutes (Eindickung des Blutes), z. B. bei zu hohem Fettgehalt. Als Konsequenz führen alle diese Mechanismen zu einem Sauerstoffmangel der Nervenzellen.

Tabelle 1: **Tinnitus – akute Phase**

Medikamentöse Möglichkeiten	*Physikalische Therapie*	*Begleitende Maßnahmen*
Cortison (siehe Seite 126)	Hyperbare Sauerstofftherapie (siehe Seite 129)	Beratung (siehe Seite 117)
Gefäßerweiternde Mittel (siehe Seite 127)		Stressabbau (siehe Seite 244)
Mittel zur Verbesserung der Fließeigenschaften des Blutes (siehe Seite 127)		Entspannung (siehe Seite 268)
Kalzium-Antagonisten (siehe Seite 110)		Schlafhygiene (siehe Seite 253)
Lidocain (siehe Seite 107)		Untersuchung, ggf. Behandlung der Halswirbelsäule (siehe Kasten Seite 122f.) und des Kiefergelenks (siehe Seite 178)
		Akustische Ablenkung durch Tinnitus-Masker (siehe Seite 151)

Beseitigung des Sauerstoffmangels

Ziel sämtlicher Behandlungsmaßnahmen im akuten Zustand ist die Beseitigung des Sauerstoffmangels. Erreicht wird dies derzeit durch fünf Behandlungsansätze:

- Beseitigung einer Entzündung (virale Entstehung)
- Verbesserung der Fließeigenschaften des Blutes
- Gefäßerweiternde Mittel
- Erhöhung der Sauerstoffkonzentration auf physikalischem Weg
- Beseitigung von Schwellungen

Betrachtet man die aktuelle wissenschaftliche Literatur über bestimmte Behandlungsformen, so sticht kein Verfahren eindeutig heraus. Noch immer wird die Therapie des akuten Tinnitus (wie auch die des Hörsturzes) uneinheitlich durchgeführt. Das liegt zum Teil daran, dass ein akutes Ohrgeräusch in vielen Fällen auch ohne medikamentöse Therapie verschwindet. Weil diese so genannte Spontanheilung jedoch beim einzelnen Patienten nicht vorhergesagt werden kann, wird immer eine Therapie eingeleitet. Rückblickend lässt sich dann nicht sagen, ob die Therapie dem Patienten geholfen hat, oder ob auch ohne Medikamente eine Spontanheilung eingetreten wäre.

Beseitigung einer Entzündung

Vermutlich spielen in vielen Fällen eines akuten Tinnitus, insbesondere in Kombination mit einem Hörsturz, Infektionen durch Viren eine Rolle. Diese führen zu einer Entzündung im Bereich der Innenohrstrukturen, möglicherweise begleitet von einer Schwellung der Blutgefäße, was einen Sauerstoffmangel nach sich zieht.

Die deutschsprachigen Leitlinien zur Behandlung dieser akuten Zustände empfehlen deshalb immer Cortison als erstes Medikament. Cortison wirkt stark entzündungshemmend und abschwellend. Dabei sollte das Cortison in die Blutbahn (intravenös) gegeben werden, um eine möglichst gute Wirkung im Innenohr zu erzielen.

Wissen **Keine Angst vor Cortison!**

Bei der Behandlung eines Hörsturzes und Tinnitus ist die Wirksamkeit des Cortisons eindeutig belegt. Es wird meist nur wenige Tage gegeben, weshalb schwerwiegende Nebenwirkungen nicht befürchtet werden müssen. Der Arzt wird sie aber nach anderen Vorerkrankungen fragen, da insbesondere bei Diabetes (Zuckerkrankheit) der Einsatz von Cortison überlegt werden muss, da der Blutzuckerspiegel durch Cortison ansteigt.

Neuerdings wird Dexamethason, ein spezielles Cortison, direkt in das Mittelohr appliziert. Dieser Therapieansatz hat natürlich den Vorteil, dass das Cortison nicht systemisch, also im ganzen Körper, sondern nur am Ohr wirkt.

Verbesserung der Fließeigenschaften des Blutes

Verschiedene Substanzen verbessern die Fließfähigkeit des Blutes und damit den Transport der roten Blutkörperchen, die den Sauerstoff durch den Körper transportieren. Hierzu kommen derzeit die Medikamente Hydroxyethylstärke (HES) und Polysaccharide (Dextrane) zum Einsatz; sie werden als Infusion in die Vene gegeben.

Ein großer Nachteil der Hydroxyethylstärke ist die Einlagerung ins Gewebe, die zu starkem Juckreiz noch lange nach den Infusionen führen kann. Der Nachteil der Dextrane ist die Gefahr der Allergie, auch wenn vor der Anwendung bestimmte antiallergisierende Substanzen gespritzt wurden. Aufgrund dieser Nebenwirkungen wird über die Anwendung dieser Medikamente derzeit kontrovers diskutiert; manche Wissenschaftler und Ärzte lehnen sie ab.

Gefäßerweiternde Mittel

Um Durchblutungsstörungen zu bekämpfen, wurden etliche Mittel entwickelt, die die Blutgefäße erweitern sollen. Ob diese gefäßerweiternden Mittel am Innenohr ausreichend wirken, ist bislang nicht erwiesen. Hierfür muss gewährleistet sein, dass sich die Gefäße überhaupt noch erweitern können und das Mittel am Zielort ansprechen kann.

Bei heute gängiger Infusionsbehandlung wird meist eine Kombination von gefäßerweiternden Mitteln und den Mitteln gewählt, die die Fließeigenschaft des Blutes verbessern. Beide Substanzgruppen können in einer Infusionslösung gegeben werden. Die Wirkung ist mehr und mehr in Frage gestellt.

Wissen **Im Krankenhaus oder ambulant?**

Der Kostendruck bei den Krankenkassen hat dafür gesorgt, dass die medizinischen Dienste zunehmend die Versorgung eines akut an Tinnitus erkrankten Patienten im Krankenhaus verweigern. Dies hat zu einer großen Diskussion über die Sinnhaftigkeit der stationären oder ambulanten Tinnitustherapie geführt.

Unter **medizinischer Sicht** kann eine stationäre Tinnitusbehandlung erforderlich werden, wenn

- gleichzeitig eine Innenohrstörung vorliegt und dies eine langzeitige (über drei bis sechs Stunden dauernde) Infusionsbehandlung nötig macht,

- eine Lidocaingabe erforderlich ist,

- die begleitende Innenohrstörung zu Schwindel geführt hat oder

- wenn gleichzeitig andere Erkrankungen vorliegen, die eine Überwachung notwendig machen (z. B. Diabetes).

Unter **psychologischen Aspekten** kann eine stationäre Tinnitusbehandlung indiziert sein, wenn häuslich oder am Arbeitsplatz ein großes Konfliktfeld besteht, das nur durch ein Herausnehmen des Patienten zunächst einmal entschärft werden kann. Die an den meisten Kliniken vorhandenen Psychologen können dann auch unter den stationären Bedingungen rasch eine Beratung durchführen. Dies ist leider im ambulanten Bereich nicht der Fall! Die Versorgung mit Psychologen zur Tinnitusberatung für den Akutfall ist im ambulanten Bereich praktisch nicht möglich.

Eine stationäre Krankenhausbehandlung kann aber auch schädlich sein! Der Tinnitus darf nicht als Krankheit gesehen werden, um die Bedeutung dieses Geräusches nicht noch hervorzuheben. Genau dies kann aber passieren, wenn der unvorbereitete Patient in eine Station eingewiesen wird, in der auch schwerkranke Patienten, z.B. Krebspatienten, liegen. Dann besteht die Gefahr, dass der Tinnitus so schlimm eingeschätzt wird wie die anderen schweren Krankheitsbilder. Dies ist oft der Beginn eines chronischen Tinnitus und eines Tinnitusleidens.

Erhöhung der Sauerstoffkonzentration auf physikalischem Weg

Unter erhöhtem Druck kann Sauerstoff auf physikalischem Weg im Blut angereichert werden. Diese Behandlungsform wird **hyperbare Sauerstofftherapie** genannt. Ihr Wirkungsprinzip wird klar, wenn Sie sich mit dem Sauerstofftransport im Blut vertraut machen.

Den Effekt der physikalischen Sauerstoffanreicherung macht man sich bei der Druckkammerbehandlung zunutze. In der Kammer wird der Patient unter erhöhten Umgebungsdruck gebracht und atmet dort reinen Sauerstoff unter exakt vorgeschriebenen Bedingungen. Dadurch reichert sich Sauerstoff im

Info **Bindung des Sauerstoffs an Hämoglobin**

Sauerstoff wird im Blut hauptsächlich über die roten Blutkörperchen transportiert, an die der Sauerstoff in der Lunge mithilfe des roten Blutfarbstoffes, des Hämoglobins, angekoppelt wird. Die Blutkörperchen gelangen mit dem Blutstrom ins Gewebe; dort wird der Sauerstoff je nach Bedarf vom Hämoglobin wieder abgekoppelt.

Beim Gesunden werden durch die normale Lungenatmung alle Blutkörperchen mit Sauerstoff gesättigt, sodass unter normalen Bedingungen kein Sauerstoff zusätzlich aufgenommen werden kann. Die Sauerstoffaufnahme kann lediglich dadurch reguliert werden, dass der Körper mehr roten Blutfarbstoff und rote Blutkörperchen bildet, die dann insgesamt mehr Sauerstoff aufnehmen können. Dies tritt beispielsweise ein, wenn sich der Mensch in großen Höhen aufhält.

Physikalische Sauerstoffanreicherung

Das zweite Prinzip des Sauerstofftransportes ist die physikalische Lösung des Sauerstoffes im Blut. Ähnlich wie die Lösung der gasförmigen Kohlensäure im Mineralwasser löst sich ein kleiner Teil des Sauerstoffes auch physikalisch im Blut.

Der Anteil des physikalisch gelösten Sauerstoffes ist abhängig vom Außendruck und kann unter höherem Umgebungsdruck gesteigert werden.

Innenohr und Gewebe an. Tierexperimentelle Untersuchungen von Frau Lamm an der Technischen Universität München ergaben einen um 400 Prozent erhöhten Sauerstoffanteil im Innenohr. Somit stellt die hyperbare Sauerstofftherapie (HBO, O für Oxygen [engl.] = Sauerstoff) das einzige Verfahren dar, das aufgrund physikalischer Vorgänge mit Sicherheit den Sauerstoffgehalt im Gewebe erhöht.

Beim Verband Deutscher Druckkammerzentren (VDD; Adressen Seite 310) erhalten Sie die Informationen über entsprechende Behandlungsmöglichkeiten in Ihrer Nähe. Sie können sicher sein, dass in den dort genannten Zentren der notwendige Qualitätstandard eingehalten wird und eine HNO-ärztliche Betreuung während der Behandlung gewährleistet ist.

Die hyperbare Sauerstofftherapie in Deutschland. Derzeit wird die hyperbare Sauerstofftherapie in Deutschland erst nach einer unzureichenden Verbesserung der Symptome nach einer zehntägigen medikamentösen Behandlung empfohlen. Grund sind zum einen die Kosten der Behandlung, zum ande-

Info **Die Kosten**
Da die hyperbare Sauerstofftherapie in Deutschland eine noch nicht anerkannte kassenärztliche Behandlungsmethode ist, sind die Krankenkassen nicht verpflichtet, die Behandlungskosten zu übernehmen. Von den privaten Krankenkassen werden die Kosten auf Antrag des Hals-Nasen-Ohren-Arztes übernommen.

Info **Das erwartet Sie in der Druckkammer**

Vor der Behandlung in einer Druckkammer werden Herz, Kreislauf und Lungen gründlich untersucht. Nur ansonsten Gesunde dürfen in der Druckkammer behandelt werden.

Die Druckkammer besteht aus einer großen Stahlkabine, in der die Patienten wie im Flugzeug nebeneinander sitzen können. In dieser Kabine wird langsam der Luftdruck erhöht; die Patienten atmen in regelmäßigen Abständen über eine Maske reinen Sauerstoff, ansonsten »normale« Atemluft. Druckerhöhung und Sauerstoffatmung führen gemeinsam zum therapeutischen Effekt, der Erhöhung des Sauerstoffgehaltes im Gewebe. Dies kann bei anderen Sauerstofftherapien (Atmen mit reinem Sauerstoff unter Normalbedingungen, »Blutwäsche« mit Sauerstoff, Sauerstoff-Mehrschritt-Therapie nach v. Ardenne) nicht erreicht werden.

Während der Therapie kann der Patient bequem sitzen und hat außer den Sauerstoffanwendungen über das Atmen mittels einer Sauerstoffmaske nichts weiter zu tun. Sprech- und Sichtverbindung nach außen sorgen dafür, dass jederzeit mit dem Arzt kommuniziert werden kann. Blutdruck und Herztätigkeit werden laufend überwacht.

ren auch die mit 60 Prozent relativ hohe Spontanheilungsrate bei Tinnitus, die wiederum eine kostspielige Behandlung in Frage stellt. Wenn sich allerdings durch weitere Forschungen

Wichtig Über eine so genannte Schleuse, über die jede Druckkammer verfügen muss, kann der Patient jederzeit und ohne Störung der mitbehandelten Patienten die Kammer innerhalb einer Minute wieder verlassen.

Die Behandlungseinheit dauert 90–120 Minuten. In der Regel werden zehn solche Sitzungen hintereinander durchgeführt.

die Vorstellung bestätigen wird, dass Sauerstoffmangel eine Hauptursache für die akute Innenohrstörung ist, so sollte sich die hyperbare Sauerstofftherapie als erste Behandlungsmaßnahme durchsetzen.

Ernährung während der Druckkammerbehandlung. Das vermehrte Angebot von Sauerstoff im Gewebe muss vom Körper verarbeitet werden. Hierzu benötigt der Körper vermehrt die Vitamine A, C und E, die mit vitaminreicher Nahrung zugeführt werden können:

- Vitamin E: Butter, Eigelb, Milch und Milchprodukte

- Vitamin A: Milch, Butter, Käse, Karotten, Tomaten, Grüngemüse

- Vitamin C: Kartoffeln, Paprika, Zitrusfrüchte, Grüngemüse.

Auch Spurenelemente, v. a. Selen, werden vermehrt benötigt. Vitamine und Spurenelemente können während der Behandlungsphase auch durch Kombinationspräparate ergänzt werden. Selen darf allerdings nicht zusammen mit Vitamin C eingenommen werden, da beide Stoffe nicht gleichzeitig vom Körper aufgenommen werden können.

Beseitigung von Schwellungen

Entzündungen und auch Traumen (z. B. ein Lärmtrauma) führen zu einer Gewebsschwellung. Diese wiederum behindert den Sauerstofftransport und die Ernährung der Sinneszellen und führen zu einem selbstzerstörenden Stoffwechsel in den Zellen. Daher ist die Beseitigung von Schwellungen ein wichtiger Schritt der Behandlung. Hierbei kommt insbesondere Cortison zum Einsatz, auch die hyperbare Sauerstofftherapie kann wertvolle Dienste leisten.

Aus der Sprechstunde

Akuter Tinnitus

Wolfgang Z. wachte frühmorgens mit einem Rauschen im rechten Ohr auf. Kurz fühlte er sich auch schwindlig. Das Rauschen war mit verzerrtem Hören verbunden, so als kämen alle Geräusche von viel weiter weg. Sein Telefon diente ihm für einen kleinen Hörtest: Er achtete auf den Rufton und stellte fest, dass er am rauschenden Ohr deutlich weniger hörte. Da er über den Hörsturz schon einiges wusste, wandte er sich sofort an einen HNO-Arzt, der ihn noch am gleichen Tag und an den darauf folgenden zehn Tagen mit Infusionen behandelte. Darunter verbesserte sich das Hörvermögen, aber das Geräusch, inzwischen zum Piepston verändert, blieb in unverminderter Lautstärke bestehen. Nun wurde ihm eine Therapie in der Sauerstoffdruckkammer empfohlen. Die zuständige Krankenkasse gab grünes Licht für die Kostenübernahme. Daraufhin wurde die Therapie an einem Druckkammerzentrum begonnen. Am Anfang spürte Herr Z. bei der Druckerhöhung leichte Schmerzen im Ohr. Vorübergehend wurde sogar das Ohrgeräusch mit den Schmerzen etwas lauter. Da diese Probleme mit dem Druckausgleich auch beim zweiten Mal auftraten, nahm der zuständige HNO-Arzt einen kleinen Trommelfellschnitt (Parazentese) vor, danach vertrug Herr Z. Druckerhöhung und -ausgleich gut.

Nach weiteren vier Behandlungen war das Ohrgeräusch nach der Druckkammerbehandlung und in der Nacht völlig verschwunden, auch das Hörvermögen hatte sich weiterhin verbessert. Am Ende der zehn Behandlungen war das Ohrgeräusch ganz leise und verschwand schließlich in der Woche nach Abschluss der Therapie völlig. Auch das Loch im Trommelfell war zu diesem Zeitpunkt abgeheilt.

Kommentar: Wenn bei einem akuten Hörsturz oder Tinnitus eine vollständige Besserung durch die Infusionsbehandlung ausbleibt, bietet die hyperbare Sauerstofftherapie noch eine große Chance, das Krankheitsbild zu heilen. Die bisherigen Ergebnisse zeigen, dass mit einer Wahrscheinlichkeit von weiteren 60 Prozent der Erfolg eintreten wird.

Die Behandlung des chronischen Tinnitus

Wenn ein Ohrgeräusch durch die Akutbehandlung nicht beseitigt werden konnte, stellt sich bei Arzt und Patient die Frage: »Was nun?« Idealerweise bilden Arzt und Patient ein partnerschaftliches Team und suchen gemeinsam nach den passenden Behandlungsmöglichkeiten.

Das erste halbe Jahr – die so genannte subakute Phase

Zeitlich gesehen erstreckt sich diese Phase bis etwa ein halbes Jahr nach Auftreten des Ohrgeräusches. Die bisherigen therapeutischen und diagnostischen Schritte werden überdacht. Weniger naheliegende Ursachen eines Tinnitus müssen nun genauer in Betracht gezogen und geklärt werden; dazu gehören Veränderungen an den Kiefergelenken oder der Halswirbelsäule, die orthopädisch bzw. manualtherapeutisch untersucht werden sollten. In dieser Phase sind also auch Fachleute anderer medizinischer Disziplinen zu Rate zu ziehen (siehe Grafik Seite 139). Stoffwechselkrankheiten wie Diabetes mellitus und Fettstoffwechselstörungen werden häufig aufgedeckt. In diesen Fällen sind die Analyse der Lebensführung und die Beratung hinsichtlich Ernährung und sportlicher Tätigkeit diejenigen Maßnahmen, die der Patient aktiv in den Mittelpunkt stellen kann. Folgende Medikamente sind in dieser Phase noch sinnvoll und möglich:

- Lidocain (siehe Seite 107)
- Kalziumantagonisten (siehe Seite 110)

Sofern während der Akutphase noch nicht versucht, wird durch hyperbare Sauerstofftherapie gerade in dieser Phase häufig eine Heilung erzielt. Wenn ein Arzt über Kenntnisse und gute Erfahrungen mit bestimmten Naturheilverfahren und »alternativen Heilmethoden« verfügt, können diese jetzt in die Therapie mit eingebracht werden (siehe Seite 223).

Wichtig Ziel solcher Behandlungen kann nicht sein, den Tinnitus zu beseitigen; dies wird nicht gelingen. Vielmehr zielen sie darauf ab, die »Selbstheilungskräfte« des Körpers zu stärken. Dies trägt wesentlich zur Gewöhnung an ein Ohrgeräusch bei.

Das zweite halbe Jahr

Nach einem halben Jahr treten die medikamentösen Therapieversuche in den Hintergrund. Die Wahrscheinlichkeit, dass mit den heute zur Verfügung stehenden Medikamenten jetzt noch eine Heilung erreicht wird, ist äußerst gering. Das Risiko von

Nebenwirkungen sollte deshalb nur eingegangen werden, wenn der Patient ausdrücklich noch weitere Therapieversuche wagen möchte. Der Arzt sollte deshalb konkret fragen:

● Wie sehr stört Sie der Tinnitus?

● Wie können Sie damit leben?

Ungeachtet dessen, dass der Patient natürlich das Ohrgeräusch loswerden möchte, muss er sich fragen, welche Bedeutung das Ohrgeräusch in seinem Leben erlangt hat, und vor allem, ob und in welcher Weise das Ohrgeräusch sein soziales Leben, sein Lebensglück und seine Lebensaufgaben beeinträchtigt. In sehr vielen Fällen wird diese Frage im Sinne des Erträglichen beantwortet werden. Viele verdrängen ihren Tinnitus so weit, dass er sie nicht mehr stört. Dann sollte von weiteren medikamentösen Therapieversuchen abgesehen werden. Der Patient kann dann im Vertrauen darauf entlassen werden, dass der Arzt als Partner sich über die wissenschaftlichen Neuentwicklungen auf dem Laufenden hält und der Patient sich zu einem späteren Zeitpunkt zur Beratung erneut einfindet.

Leidet der Patient jedoch so sehr unter dem Tinnitus, dass die Lebensqualität negativ beeinflusst wird, sind weitere Maßnahmen zu empfehlen. Im Prinzip erstreckt sich das Handeln auf folgende Bereiche:

● Psychologie

● Lebensführung

● Sport

● Ernährung

- Schlafhygiene

- Entspannungstherapien (besonders zur Stressbewältigung).

Diese Überlegungen haben zu einer Einteilung geführt, die den Grad der Belastung eines Patienten durch das Ohrgeräusch kennzeichnen sollen. Eine solche Einteilung ist sinnvoll, weil sich daraus die Art und die Intensität der therapeutischen Bemühungen ableiten lassen.

Auch wenn es dem Patienten gelingt, mit seinem Ohrgeräusch zu leben, auch positiv zu leben, so wird der Wunsch nach Stille niemals aufhören. Koller, der derzeitige Leiter der Tinnitus-Selbsthilfeorganisation in Graz, hat dies sinngemäß

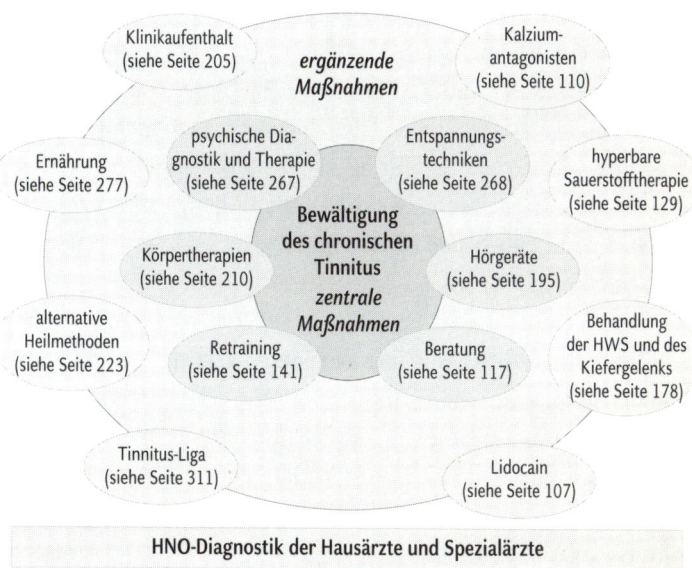

HNO-Diagnostik der Hausärzte und Spezialärzte

Info **Wie hoch ist die Beeinträchtigung?**

- *Grad 1:* Das Ohrgeräusch ist sehr leise. Es wird nur bei Konzentration darauf und in sehr stiller Umgebung wahrgenommen und stört nicht.

- *Grad 2:* Das Ohrgeräusch stört in Ruhe (z. B. vor dem Einschlafen). Es fällt auf bei Stress, Sorgen und vermehrten privaten und beruflichen Problemen. Im Allgemeinen kommt der Betroffene gut damit zurecht, eine Besserung wäre jedoch erwünscht.

- *Grad 3:* Das Ohrgeräusch stört ständig und wird als beeinträchtigender Faktor im beruflichen und privaten Lebensbereich empfunden. Es ist kein unbeschwertes Leben mehr möglich.

- *Grad 4:* Der Patient fühlt sich dem Ohrgeräusch völlig ausgeliefert. Er ist arbeitsunfähig. An ein unbeschwertes Privatleben ist nicht zu denken. Es treten Panikattacken und massive Depressionen auf. Die bisherige Lebensführung beizubehalten ist unmöglich.

wie folgt ausgedrückt: »Trotz der vielen schönen und gut gemeinten Worte um die Tinnitusbewältigung ist es das brennende Ziel eines jeden Patienten, das lästige und oft quälende Ohrgeräusch loszuwerden.« Dieses Verlangen der Patienten wird alle Wissenschaftler und Tinnitusexperten weiter anspornen, dieses Problem eines Tages zu lösen.

Tinnitus-Retraining-Therapie (TRT)

Seit zehn Jahren hat sich in der Therapie des chronischen Tinnitus ein entscheidender Wandel vollzogen. Statt der bisherigen vergeblichen Suche nach einer medizinischen Hilfe durch Tabletten oder Infusionen wurde erkannt, dass die bei der Hörwahrnehmung und im Gehirn ablaufenden Prozesse für eine Gewöhnung (Habituation) an das störende Ohrensausen ausgenutzt werden können. Dadurch kann das Ohrgeräusch aus der Wahrnehmung verschwinden. Die Tinnitus-Forscher Pawel Jastreboff (USA) und Jonathan Hazell (England) haben diesen Behandlungsansatz wissenschaftlich untermauert und Anfang der neunziger Jahre ein schlüssiges Konzept erarbeitet.

Info **Was heißt Retraining-Therapie?**
Die Bedeutung von Retraining lässt sich am besten mit »Verlernen« übersetzen. Es soll gelernt werden, das Ohrgeräusch nicht mehr als störend wahrzunehmen, oder anders ausgedrückt: die Wahrnehmung des Geräusches soll verlernt werden. Hierzu ist eine neue Organisation der Hörverarbeitung im Gehirn notwendig. Man weiß heute, dass Tinnitus an irgendeiner Stelle der Hörbahn entstehen kann, und dass das Gehirn in der Lage ist, eine solche »innere Schallquelle« zu unterdrücken.

Info **Zusammenarbeit im Team**

Die TRT ist im deutschsprachigen Raum eine Team-arbeit. Dieses Therapeutenteam besteht aus HNO-Arzt, Psychologen oder ärztlichen Psychotherapeuten mit hauptsächlich verhaltenstherapeutischer Ausbildung und Hörgeräte-akustiker. Assoziiert werden u. U. Therapeuten, die Entspannungsverfahren vermitteln.

Mithilfe einer Retraining-Therapie kann der Patient sein Ohrgeräusch aus dem Bewusstsein verlieren, so weit, dass er es auch nicht mehr hört, wenn er sich gezielt darauf konzentriert. Diese Desensibilisierung des Bewusstseins für das Ohrgeräusch wird im Prinzip durch vier grundlegende Therapie-elemente erreicht:

- Beratung und Aufklärung

- Abschwächung tinnitusbedingter Stressreaktionen

- Psychologische Beratung und evtl. Behandlung

- Geräteversorgung (Hörgeräte und/oder Tinnitusmasker, siehe Seite 151)

Folgendes Beispiel soll das Prinzip des Retrainings veranschaulichen: Ein deutscher Auswanderer wird in den USA seine Muttersprache nach einer gewissen Zeit verlernen, wenn er sie überhaupt nicht mehr benutzt. Spricht er weiterhin Deutsch oder interessiert er sich beispielsweise für deutsche Literatur, wird er weiterhin die Sprache beherrschen. Ebenso ist Retraining kein mehr oder weniger aktives Umtrainieren, sondern ein sich »von selbst« ergebendes Vergessen, die Geräusche wahrzunehmen.

Physiologische Grundlagen der Retraining-Therapie

Tinnitus wird dann zur Krankheit und wahrnehmbar, wenn die hemmenden Systeme im Gehirn geschädigt sind und nicht mehr effektiv funktionieren. Während normalerweise durch diese akustischen »Filter« die körpereigenen Geräusche (Schluckgeräusche, Strömungsgeräusche des Blutes etc.) für uns nicht wahrnehmbar sind, kann es im pathologischen Fall durch eine Störung dieser Filter zur Wahrnehmung der unterschiedlichsten Geräusche kommen. Es ist normal, dass solche »falschen« Geräusche als störend empfunden werden. Unsere dadurch gestörte Gefühlswelt und Stress verstärken den negativen Charakter des Höreindruckes, und die Krankheit »Tinnitus« bricht aus.

Wichtig Tinnitus ist eine zentrale Verarbeitungsstörung von Höreindrücken, die in unterschiedlichster Weise mit negativen Gedanken und Impulsen aus dem Limbischen System, unserem seelischen Zentrum im Gehirn, verknüpft sein können.

Der therapeutische Ansatz, der aus diesen Vorstellungen resultiert, ist die Desensibilisierung (Retraining) dieser zentralen Vorgänge: Es wird versucht, die gestörte Filterfunktion unseres Hörsystems wiederherzustellen und unsere akustische Wahrnehmung von den Störgeräuschen abzukoppeln. Dieses Training führt dazu, dass der Tinnitus als nicht mehr störend empfunden wird, und in vielen Fällen wird erreicht, dass er überhaupt nicht mehr wahrgenommen wird.

Ablauf der Retraining-Therapie

Entsprechend der Belastung durch das Ohrgeräusch kommen verschiedene Maßnahmen strukturiert zum Einsatz. Begleitet wird dieses strukturierte Vorgehen mithilfe einer Betreuung durch die Tinnitusliga.

Zunächst ist immer eine medizinische Diagnostik durch HNO-Arzt und audiologisch notwendig; wenn notwendig, erfolgen weitere klärende Untersuchungen durch andere Fachärzte (Orthopäden, Neurologen, Fachärzte für Innere Medizin).

Für den Einsatz in der alltäglichen Praxis und zur »Selbstbeurteilung« hat sich auch die bereits erwähnte Gradeinteilung bewährt, die zu weiteren Maßnahmen führt:

- **Grad 1** (Ohrgeräusch sehr leise, nur bei Konzentration darauf wahrgenommen): Das erste beratende Gespräch reicht in diesem Falle meist aus. Als Betroffener wissen Sie jetzt, dass es sich nicht um eine Krankheit handelt, und Sie haben in der Beratung erfahren, wie Sie mit dem Geräusch umgehen können, um es aus Ihrer Wahrnehmung zu verbannen.

- **Grad 2** (Ohrgeräusch stört in Ruhe, fällt auf bei Stress, Sorgen; Betroffene kommen gut zurecht, Besserung erwünscht): Ihr Arzt wird Ihnen Informationen über medizinische Möglichkeiten, Gewöhnung, psychologische Diagnostik und weitere Therapiemaßnahmen im Rahmen eines ausführlichen Beratungs- und Informationsgespräches geben (Dauer circa zwei Stunden). Die Geräteversorgung kann angesprochen werden. Dies kann im Einzelgespräch, durchaus aber auch in einer Gruppe erfolgen. Der psychologische Partner und der Hörgeräteakustiker des Teams können anwesend sein, um entsprechende Fragen direkt zu beantworten. Damit sind circa 70 Prozent aller Tinnituspatienten auf einen guten Weg gebracht: Sie wissen über Ohrgeräusche und deren Verarbeitungsmöglichkeiten und weitere Therapiemöglichkeiten Bescheid.

- **Grad 3** (Ohrgeräusch stört ständig, kein unbeschwertes Leben möglich) und **Grad 4** (Ohrgeräusch unerträglich, Arbeitsunfähigkeit, Panikattacken, Depressionen): Ihr Psychologe wird sich in ausführlichen Gesprächen mit dem Problem auseinandersetzen (Dauer zwei bis maximal fünf Stunden). Man versucht herauszufinden, warum der Betroffene unter seinem Tinnitus leidet und welche Faktoren ihn von einer Habituation (Gewöhnung) abhalten. Danach muss zwingend die sog. **Tinnituskonferenz** stattfinden: Hierbei setzen Sie sich als Patient, Ihr HNO-ärztlicher und psychologischer

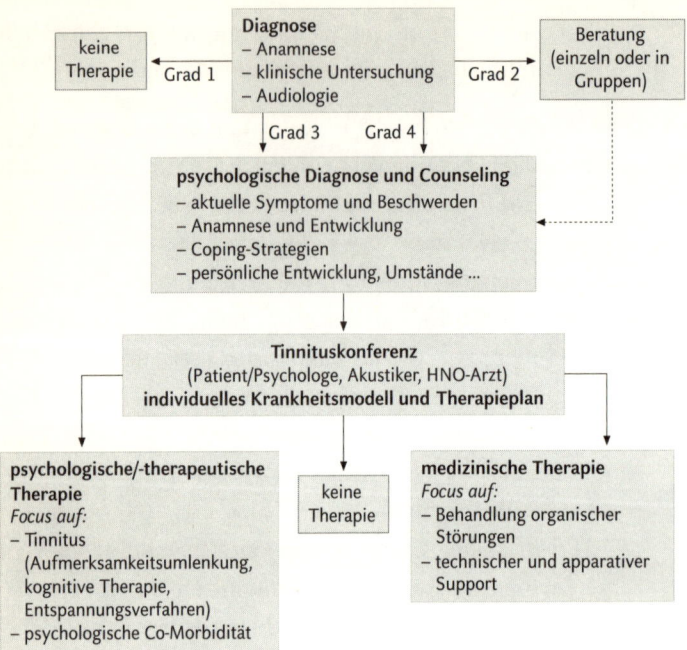

Partner aus dem Team zusammen. Die Ergebnisse der medizinischen und psychologischen Untersuchungen sowie Ihre Meinung wird besprochen. Daraus resultiert eine Einigung auf ein Erklärungsmodell und der Behandlungsplan, den nunmehr alle drei Beteiligten nachvollziehen, begründen und für die nahe Zukunft umsetzen können. Im weiteren Verlauf werden eventuell notwendige weitere Therapieschritte auf die gleiche Art immer wieder abgestimmt. Das Ziel besteht darin, dass der Patient ohne Beeinträchtigung durch sein Ohrgeräusch ein unbeschwertes Leben führen kann.

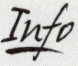 **Die Tinnituskonferenz mündet in die folgenden Therapiemöglichkeiten:**

- Keine Therapie notwendig. Dies betrifft die meisten Betroffenen, die durch die Tinnitusberatung und psychologische Beratung so viel Informationen und Tipps erhalten haben, dass sie zurechtkommen werden.

- Ergänzung durch eine medizinische Therapie entsprechend der medizinischen Diagnostik, bei Schwerhörigkeit Hörgeräte und/oder Tinnitusmasker.

- Psychotherapie (bei z. B. Angst oder Depression) oder psychologisch geführtes Habituationstraining, u. U. kombiniert mit Psychopharmaka.

- Stationäre Tinnitustherapie (siehe Seite 205).

Werden Sie selbst aktiv und nutzen Sie therapiebegleitende Maßnahmen, wie z. B. Entspannungstechniken, Musiktherapie, Hörtraining, Informationsveranstaltungen über Tinnitus und Hörprobleme sowie Selbsthilfegruppen.

Über circa ein Jahr erfolgt eine etwa monatliche Besprechung des Erfolges (hinsichtlich der Belästigung durch das Ohrgeräusch) und des weiteren Verlaufes.

Der Ablauf der Retrainingtherapie in Deutschland ist sehr strukturiert und entspricht einem sog. Disease-Management (DMP), d.h. einer klaren Handlungsanweisung für die Therapeutenteams. Durch die Miteinbeziehung der verschiedenen

Fachrichtungen wird Ihnen als Patient eine so genannte integrierte Versorgung, d. h. eine enge Zusammenarbeit aller Experten für die »Krankheit« Tinnitus, angeboten.

Diese Teams werden in Deutschland derzeit mithilfe der Tinnitusliga organisiert, unterstützt und man bemüht sich um eine gemeinsame Struktur der Fortbildung und um die Kostenerstattung bei den Krankenkassen. Die Dauer des Retrainings wird derzeit auf etwa ein bis zwei Jahre veranschlagt. Auf diesen Zeitraum sollten Sie sich als Patient einstellen. Im Allgemeinen folgt die Behandlung folgendem Schema:

- Erstvorstellung beim HNO-Arzt und Anamnese

- HNO-ärztliche Diagnostik, spezielle Tinnitus-Diagnostik einschließlich der Feststellung des Betroffenheitsgrades (Evaluation mittels Fragebögen und klinische Einschätzung), evtl. Medikation, ggf. Hinzuziehung weiterer Ärzte (Hausarzt!)

- Beratung (Counseling) – auch in Gruppen

- möglicherweise psychologische Diagnostik über zwei bis fünf Stunden

- Tinnituskonferenz mit Patient, HNO-Arzt und Psychologe

- nachfolgende Visiten und weitere Beratung

- Schlussbesprechung und Abschluss der Therapie

Karriere oder Tinnitus?

Aus der Sprech-stunde

Jakob war in der Firma seines Vaters auf der Karriereleiter emporgestiegen und schließlich Chef geworden. Einen leisen Tinnitus hatte er schon länger bemerkt; mit steigender Belastung im Beruf hatte das Ohrgeräusch an Stärke und Belästigung zugenommen. Die Rolle des Chefs fiel Jakob schwer, weil er nun seinen bisher gleichrangigen Arbeitskollegen übergeordnet war und Verantwortung für sie übernehmen musste.

Die psychologische Diagnostik brachte eindeutig zutage, dass das Ohrgeräusch am Wochenende leiser war und zu Wochenbeginn lauter wurde. Jakob ließ anklingen, dass er sich in seiner Position als Chef überfordert fühlte.

Psychologin und HNO-Arzt gemeinsam kamen zum Schluss, dass eine medizinische Therapie hier nicht sinnvoll war. Jakob entlastete sich durch die Einstellung eines Geschäftsführers, der weite berufliche Bereiche verantwortungsvoll übernahm. Das Thema Tinnitus löste sich für ihn damit völlig auf.

Kommentar: Entscheidend war die gemeinsame Absprache. Wäre Jakob ausschließlich medizinisch betreut worden, hätten die verschiedensten therapeutischen Maßnahmen wie durchblutungsverbessernde Tabletten, »alternative« Heilmethoden und jede andere körperorientierte Heilmethode keinen Erfolg gehabt. Im Gegenteil: Die Fixierung auf das Ohrgeräusch wäre immer stärker geworden, denn die eigentliche Ursache der Belästigung, die berufliche Überforderung, hätte weiterbestanden.

Auch hier: Stress im Beruf. Als Journalistin war Barbara beruflich recht hohem Stress ausgesetzt, glaubte jedoch, der Situation gewachsen zu sein. Schon seit etlichen Monaten litt sie an wiederkehrenden Hörstürzen, die sich als Brummen im linken Ohr und Schwerhörigkeit bemerkbar machten. Die medizinische Diagnostik ergab einen Hydrops. Der medizinische Behandlungsansatz, verbunden mit systematischen Entspannungsmaßnahmen, führte zum Erfolg, zur Beseitigung der Hörstürze und des Ohrdrucks.

Kommentar: In diesem Fall reichten also konventionelle medizinische Maßnahmen aus. Die psychologische Diagnostik ergab nicht mehr als die Notwendigkeit von Entspannungsmaßnahmen, um dem beruflichen Stress gegenzusteuern.

Die Geräte

In der Tinnitus- und Retraining-Therapie verwendete Geräte dienen der akustischen Ablenkung vom Ohrgeräusch (akustische Defokussierung). Sie geben ein leises Rauschen an ein Ohr oder beide Ohren ab. Die Anwendung von Tinnitusmaskern mit einem »medizinischen« Rauschen sorgt für eine Erhöhung der Neuronenaktivität im Gehirn, speziell aller akustisch aktiven Anteile. Diese physiologische, d. h. normale Aktivität führt zu einer effektiven Verminderung des Tinnitussignals.

Für die Retraining-Therapie verwendete Geräuschgeräte werden vielfach auch als »Noiser« oder«Rauscher« bezeichnet. Die richtige Verordnungsweise durch den HNO-Arzt ist »Tinnitusmasker zur Teilmaskierung«. Damit ist zumindest in Deutschland eine Bezahlung durch die Krankenkasse möglich.

Wie ein Rauschen im Walde ...

In der Retraining-Therapie werden Rauschgeräte verwendet, die das Hörsystem stimulieren und vom inneren Ohrgeräusch ablenken sollen. Hierzu werden Geräte mit einem breitbandigen Rauschen ausgewählt. Das Gerät sendet ein Geräusch aus, das alle für das menschliche Ohr wahrnehmbaren Frequenzen umfasst, um das Hörsystem mit dem ganzen Spektrum menschlicher Hörempfindungen zu stimulieren.

Die Rauschgeräte gleichen herkömmlichen Hörgeräten und werden genauso getragen, also im oder hinter dem Ohr. Anders als eigentliche Hörgeräte verstärken sie aber nicht den von außen kommenden Schall, sondern senden nur ein leises Rauschen in das hörende Ohr. Die Geräte haben sonst keine weitere Funktion.

Um das normale Hören des Ohres nicht zu beeinträchtigen, darf der Gehörgang nicht durch das Gerät verschlossen sein. Aus diesem Grunde bevorzugen viele ein Gerät hinter dem Ohr und verwenden ein möglichst unauffälliges und kleines Ohrpassstück, das den Gehörgang fast vollständig offen lässt. Noch weniger sichtbar ist ein Gerät im Ohr, das in der Ohrmuschel platziert wird. Der Tragekomfort ist mit einem Hinter-dem-Ohr-Gerät allerdings oft besser.

Leidet der Patient neben dem Ohrgeräusch gleichzeitig an Schwerhörigkeit, muss diese mithilfe des bestmöglichen Hörgerätes behandelt werden; es lässt sich mit einem Rauschgerät kombinieren. Bei einer leichteren Schwerhörigkeit kann auch abwechselnd das Hörgerät und das Rauschgerät getragen werden.

Therapiestart mit dem Rauschgerät

Für das Training mit den Rauschgeräten sind verschiedene Regeln zu beachten, die im Folgenden detailliert angesprochen werden sollen. Abhängig von Ihrer Tinnitusart entscheidet der HNO-Arzt, ob und wann Sie mit dem Gerätetraining beginnen; möglicherweise vorübergehend schon in der akuten Phase eines Ohrgeräusches!

Anpassung und Auswahl. Zur Retraining-Therapie stehen HdO-Geräte (Hinter-dem-Ohr-Geräte) zur Verfügung. Ihre Elektronik ist in einem Gehäuse verankert, das hinter dem Ohr getragen wird. Das therapeutische Rauschen wird durch ein

Kunststoffröhrchen an das Ohrpassstück und schließlich in den Gehörgang übertragen. Die Versorgung ist »offen«, das heißt, der Gehörgang ist nicht abgeschlossen, damit eine Schallübertragung aus der Umwelt und die Belüftung möglich bleiben.

Die Alternative, die eine unauffälligere Einpassung ermöglicht, ist ein in der Ohrmuschel zu tragendes Gerät. Der Hörgeräte-Akustiker passt das Gerät in Zusammenarbeit mit dem HNO-Arzt an.

Die Entscheidung, ob nur ein Ohr (in der Regel das betroffene Tinnitus-Ohr) oder beide Ohren mit einem Gerät ausgestattet werden sollen, muss der HNO-Arzt in Absprache mit Ihnen als Patient treffen. Sie richtet sich danach, wo der Tinnitus wahrgenommen wird. Wird er nur einseitig gehört, so sollte die betroffene Seite versorgt werden. Bei einem Tinnitus »im Kopf« ist die beidseitige Versorgung vorzuziehen.

Bei speziellen Tinnitusformen muss das vom Gerät produzierte Rauschen verändert werden können. In solchen Fällen müssen Geräte ausgesucht werden, die technisch eine Variation des Frequenzganges zulassen (zweikanalige Tinnitus-Masker).

Um den größtmöglichen Nutzen zu erzielen, sollten Sie das Gerät tragen, wenn die Umgebung ruhig ist.

Kosten. Seit 1995 sind die Tinnitus-Masker – und hierzu zählt man auch die Rauschgeräte – in die Liste der verordnungsfähigen Heil- und Hilfsmittel aufgenommen. Die Kosten für die Geräte und die Anpassung durch den Hörgeräte-Akustiker werden also bis zu einer bestimmten Höhe von den Krankenkassen übernommen. Voraussetzung hierfür ist die Verordnung durch einen HNO-Arzt. Die Preise der Rauschgeräte und der Aufwand für den Akustiker überschreiten in der Regel nicht wesentlich den verordnungsfähigen Satz der Krankenkassen.

Tragedauer. Das Gerät soll täglich zwei bis sechs Stunden (anfangs zwei bis drei Stunden) getragen werden, vorzugsweise, wenn mit wenig Umgebungslärm zu rechnen ist. Die Tragedauer kann über den Tag verteilt werden, also z. B. auf morgens und abends je drei Stunden. Viele Patienten tragen das Gerät aber schon bald länger, weil sie eine positive Wirkung spüren.

Stellen Sie in einem ruhigen Raum das Rauschen etwa so laut ein, dass das Ohrgeräusch und das Rauschen des Gerätes ungefähr gleich laut sind und sich praktisch vermischen. Vermindern Sie nun die Lautstärke. Die Lautstärke zwischen dem »Mischpunkt« und des leisesten Geräterauschens, die Sie gerade noch wahrnehmen, entspricht der therapeutischen Einstellung.

Wichtig Nur in Ausnahmen sollte das Geräterauschen lauter eingestellt werden als der Tinnitus, denn bei Überdecken des Ohrgeräusches ist das Abtrainieren der Tinnitus-Wahrnehmung weniger effektiv.

Manche Patienten empfinden ihr Ohrgeräusch nach dem Herausnehmen des Gerätes zunächst als lauter. Das passiert besonders dann, wenn das Rauschen zu laut eingestellt oder die Tragedauer zu lang war. Stellen Sie in einem solchen Fall das Rauschen leiser ein und verkürzen Sie zunächst die Tragedauer.

Belassen Sie die in der Stille eingestellte Lautstärke unverändert über den ganzen Tag. Die Tragezeit können Sie bis zum Einschlafen ausdehnen. Einige Patienten benutzen das Gerät vorzugsweise am Abend und schlafen mit dem Gerät ein. Das ist oftmals sehr hilfreich für Patienten, die aufgrund ihres Ohrgeräusches an Einschlaf- oder Durchschlafproblemen leiden, weil das Rauschen vom inneren Ohrgeräusch ablenkt. Das Training erleichtert bei nächtlichem Erwachen das Wiedereinschlafen, denn das Hörsystem wird darauf geschult, mit dem Rauschen einen Entspannungseffekt zu verbinden (Konditionierung).

Bei einer allgemeinen Geräuschüberempfindlichkeit und Geräuschflucht wird das Gerät anders benutzt (siehe Seite 160).

Wichtig Das Geräuschgerät darf weder das Sprachverständnis beeinträchtigen noch das Ohrgeräusch verstärken. Sie werden schon sehr bald selbst spüren, welche Lautstärke für Sie richtig und angenehm ist.

Reaktion des Tinnitus. Während des Tragens des Rauschgerätes gehen die Präsenz und die Wahrnehmung des eigentlichen Tinnitus zurück. Mit der Zeit erscheint der Tinnitus als nicht mehr so laut und im Vordergrund stehend, auch in den Zeiten, in denen das Gerät nicht getragen wird. Sie spüren diesen Trai-

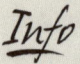 **Das sollten Sie über den Tinnitus-Masker wissen**

Anpassung

- offene Versorgung (der Gehörgang darf nicht verschlossen sein)

- kein Im-Ohr-Gerät

- bequemer, aber sicherer Sitz

- bei Brillenträgern Ohrmuschelgerät besser geeignet als HdO-Gerät

Anwendung

- Das Rauschen soll »angenehm« sein (variieren Sie evtl. den Frequenzgang des Rauschens).

- Intensität: Stellen Sie ein leises Geräusch unterhalb des mixing points ein.

- Tragen Sie das Gerät vorzugsweise abends, evtl. auch beim Einschlafen.

- Überfordern Sie sich nicht, was die Tragedauer angeht; beginnen Sie mit zwei bis drei Stunden.

- Stimmen Sie die Tragedauer mit Ihrer beruflichen und privaten Situation ab.

- Leiden Sie an Schwerhörigkeit, ist die Hörgeräteversorgung vorrangig.

ningseffekt frühestens nach zwei Monaten; es kann jedoch bis zu einem Jahr dauern, bevor ein eindeutiger Effekt auftritt. Bis dahin sollten Sie das Rauschen des Gerätes und das Gerät selbst weder als störend noch als zusätzlich belästigend empfinden. Ist dies der Fall, sollten Sie den beratenden Arzt aufsuchen. Die bisherigen Ergebnisse der Therapie haben gezeigt, dass der bestmögliche Effekt der Behandlung nach ein bis zwei Jahren erreicht ist.

Der Umgang mit dem Gerät. Nach Möglichkeit sollten Sie beim Tragen des Gerätes gar nicht mehr an den Tinnitus denken, sondern bewusst auf das Geräusch des Maskers achten.

Auch wenn der Tinnitus mit der Zeit nicht mehr wahrnehmbar ist, sollten Sie die Therapie trotzdem noch einige Zeit weiterführen, besonders in stiller Umgebung.

Manchmal wird der Tinnitus zum Ende des Tragens hin lauter. In diesem Fall muss morgens die Lautstärke leiser eingestellt werden. Sind die Umgebungsgeräusche lauter als das Geräusch des Maskers, sollten Sie das Gerät aus dem Ohr nehmen und abschalten.

Ende der Therapie. Die Therapie kann beendet werden, wenn das Ohrgeräusch für den Patienten als unbedeutend empfunden wird, oder – im Idealfall – verschwunden ist. Wenn ein Ohrgeräusch wieder als präsent und störend empfunden wird, kann die Behandlung jederzeit wieder aufgenommen werden.

Managerkrankheit Tinnitus

Aus der Sprech-stunde

Dem Bankmanager Herrn B. war es im Nach-hinein klar, dass er einen Tinnitus bekom-men musste: Vier Telefone, Genuss von 40 Zigaretten täglich, unruhiger Schlaf, Überforderung durch Termine und das Hetzen von einem Hotel zum anderen waren Stressfaktoren genug. Das Ohrgeräusch kam langsam, aber stetig; zunächst war es ein leises Rauschen, dessen Ursache Herr B. in einem Heizungsdefekt vermutete. Als er jedoch dieses Geräusch auch in anderer Umgebung wahrnahm, kam er darauf, dass es nicht von der Heizung, sondern aus seinem Inneren kam. Der Termindruck gestattete ihm zunächst nicht, einen Arzt-besuch wahrzunehmen.

Dies gelang ihm erst, als das Rauschen in seinen Ohren lau-ter wurde. Es gesellte sich ein Ohrdruck dazu. Die jetzt über-hand nehmenden Schlafstörungen und das Ohrgeräusch be-lasteten Herrn B. so, dass er Angst hatte, im Beruf Fehlent-scheidungen zu treffen, die für ihn existenzbedrohende Fol-gen haben könnten.

Um keine Fehler bei der Auswahl der Ärzte zu machen, wand-te er sich an die Tinnitus-Liga, die ihm eine Liste der in Frage kommenden Ärzte zusandte. Nachdem er eingesehen hatte, dass zunächst eine gründliche Diagnostik notwendig war, konnte er seine Termine so weit organisieren, dass man der Ursache des Ohrgeräusches auf den Grund gehen konnte.

Der HNO-Arzt leitete die Retraining-Therapie ein. Herr B. begriff, dass er sein Ohrgeräusch auch als Stressindikator benutzen kann, das ihn warnt, wenn seine geistigen Kräfte zum Erliegen kommen. Er setzte sich in einem Urlaub mit dem Autogenen Training auseinander und unternahm wieder Waldläufe.

Obwohl er befürchtet hatte, wegen dieser Maßnahmen zeitliche Abstriche von seinem beruflichen Engagement machen zu müssen, erkannte Herr B., dass er körperlich und geistig dynamischer wurde und so nicht nur effizienter, sondern auch stressfreier arbeiten konnte.

Ein sichtbares Geräuschgerät zu tragen scheute er sich anfangs. Er wollte sich schlichtweg keine Blöße geben. So trug er das Gerät, wenn er im Büro allein war, in den Abendstunden und auch morgens. Das leise Rauschen verknüpfte er mit dem angenehmen Gedanken, am Meer zu leben. Die Zeiten häuften sich, an denen Herr B. das Ohrgeräusch einfach vergaß. Nach einem halben Jahr störte ihn das Rauschen kaum noch; nur in belastenden Situationen wurde es wieder wahrnehmbar. Das Geräuschgerät benutzte er immer seltener.

Heute ist Herr B. ein weiterhin sehr erfolgreicher Manager, der aufgrund seines Ohrgeräusches weiß, wann seine Belastungen zu viel werden, und der durch den Tinnitus gelernt hat, seine geistigen und körperlichen Kräfte einzuteilen. Das regelmäßige körperliche Training und Entspannungsübungen sind feste Bestandteile seines Berufslebens geworden.

Die Therapie der Hyperakusis mit dem Rauschgerät

Eine Hyperakusis (stark erhöhte Lärmempfindlichkeit) kann allein bestehen, aber auch von einem Ohrgeräusch begleitet sein. Ziel der Therapie ist es, das Hörsystem gegenüber dem normalen Umgebungslärm unempfindlicher zu machen, wobei in den meisten Fällen auch ein gleichzeitig vorhandenes Ohrgeräusch leiser wird oder ganz verschwindet. Auch hier gelten die allgemeinen Therapiegrundlagen der Retraining-Therapie, also die Aufklärung über akustische Prozesse und die psychologische Diagnostik.

So verwenden Sie die Geräte bei Hyperakusis

- Bei einer Hyperakusis werden immer beide Ohren mit einem Gerät versorgt.

- Das Rauschgerät sollte möglichst im Gehörgang mit offener Versorgung angepasst werden. Es darf den Gehörgang nicht verschließen. Kein Im-Ohr-Gerät!

- Ein bequemer Sitz ist wichtig. Bei Brillenträgern ist ein Ohrmuschelgerät besser als ein HdO-Gerät.

- Benutzen Sie alle Frequenzen.

- Tragen Sie das Gerät mindestens zwei bis sechs Stunden am Tag, wenn möglich länger. Die Tragedauer hängt von den persönlichen Umständen ab und sollte individuell festgelegt werden. Um das akustische System zu trainieren, sollte die Tragedauer mit der Zeit immer länger werden.

- Stellen Sie zu Therapiebeginn die Lautstärke des Rauschens am Gerät so ein, dass Sie es gerade noch hören. Nehmen Sie diese Einstellung morgens vor und behalten Sie sie unverändert über den Tag bei.

- Nach etwa zwei Wochen soll nach dem morgendlichen Einstellen das Geräusch noch einmal so weit lauter gestellt werden, dass Sie es gerade noch als Differenz zur vorherigen Einstellung wahrnehmen können.

- In monatlichen Abständen wird die Lautstärke weiter erhöht. Dabei darf allerdings die maximale Lautstärke das Sprachverständnis und das soziale Hören nicht beeinträchtigen.

- Eine Herabsetzung der Lärmempfindlichkeit setzt frühestens nach zwei Monaten ein. Wenn die Hyperakusis bereits länger besteht und sehr ausgeprägt ist, kann der therapeutische Effekt jedoch bis zu zwölf Monate auf sich warten lassen. Sind Alltagsgeräusche wieder erträglich geworden, besteht kein Grund mehr, die Therapie fortzusetzen.

- Wenn zusätzlich ein sehr lästiges Ohrensausen besteht, möchte der Patient das Rauschen des Gerätes zuweilen gern lauter hören, weil es sein Ohrgeräusch u. U. »beruhigt«. Eine Teilmaskierung des Ohrgeräusches ist in diesen Fällen erlaubt.

● Viele Patienten mit Hyperakusis verwenden zum akustischen »Schutz« der Ohren ständig einen Gehörschutz wie
Oropax®, Gehörschutzkapseln, -watte und ähnliches. Dieser
Gehörschutz sollte mit Beginn der Therapie abgebaut und
beiseitegelegt werden, weil er das Gegenteil der Retraining-
Therapie bewirkt und den Prozess der Desensibilisierung
verzögert.

Die emotionale Bewältigung

Viele Tinnituspatienten, aber leider auch viele Therapeuten, denken leider immer noch, dass Tinnitus mit einer psychischen Krankheit gleichzusetzen ist. Diese Betrachtungsweise greift zu kurz.

Zwar kann Tinnitus zu unerwünschten psychischen Reaktionen führen und Depression, Ängste, Panikattacken oder Stimmungsschwankungen auslösen. Es wäre aber falsch, nur darin die Ursache einer Tinnitusproblematik zu sehen. Nur in einem relativ geringen Prozentsatz sind psychische Erkrankungen die Ursache eines »Tinnitusleidens«. Dies muss natürlich erkannt werden, denn es wäre unsinnig, ja kontraproduktiv, in diesen Fällen nur eine Tinnitustherapie anzubieten.

Die psychologische Beratung gehört zunächst zur Diagnostik. Sie versucht herauszufinden, warum Sie als Betroffener unter dem Geräusch leiden und es ihnen nicht gelungen ist, es zu ignorieren. Hierfür gibt es im Wesentlichen zwei Überlegungen:

- Der Betroffene ist in eine Tinnitusspirale geraten (siehe Seite 112), wofür hauptsächlich mit dem Geräusch verknüpfte (unbewusste!) negative Gedanken und Gefühle verantwortlich sind, oder

- als Tinnitusursache kommt tatsächlich eine Depression oder Angststörung in Frage, die den Tinnitus nun anfeuert.

Das Ergebnis dieser psychologischen Diagnostik ist dann entscheidend für den weiteren therapeutischen Weg, wie ihn die moderne Retraining-Therapie (siehe Seite 141) beschreibt: Entweder werden das negative Verhalten und die negativen Gedanken durch ein Training behandelt, oder die psychischen Ursachen werden therapiert, wobei dann auch gezielt Psychotherapeutika zum Einsatz kommen können!

Zu Beginn einer psychologischen Beratung steht aber auch die Frage, wie der Tinnitus begonnen hat, und ob Einflussfaktoren aus dem privaten oder beruflichen Lebensbereich einen Einfluss haben.

Eine Umfrage bei englischen Tinnitus-Patienten ergab in 70 Prozent der Fälle ein psychisches Trauma am Beginn des Ohrgeräusches. Sollte doch psychischer Stress ein Faktor zur Entstehung eines Tinnitus sein? Diese auffallende Häufigkeit muss jedenfalls dazu führen, dass Arzt und Patient die momentane Situation bei der Tinnitusentstehung und auch im chronischen Fall hinterfragen und möglichst rasch einen Weg zum Abbau psychischer Belastungen finden. Solche Beispiele zeigen, dass mit dem Ohrgeräusch nicht nur organische, ausschließlich das Ohr betreffende Mechanismen im Spiel sind. Eine Fehlsteuerung des zentralen Hörsystems kann durchaus auch durch eine außerordentliche psychische Belastung hervorgerufen werden.

Während am Anfang des Leidens die medizinische Therapie den größten Stellenwert hat, tritt diese Behandlung mit der Zeit zugunsten der psychologischen Betreuung und Beratung in den Hintergrund. Diese Zusammenhänge bestehen jedoch nicht nur beim Tinnitus, sondern im Prinzip bei jeder Krank-

Ein Tinnitus bei Überforderung

Aus der Sprech-stunde

Frau H. hatte in den letzten Jahren unter Aufopferung ihrer eigenen Interessen die kranke Schwiegermutter gepflegt. Das belastete die Beziehung zu ihrem Mann; die beiden entfremdeten sich. Während die Frau ihren Mann wegen seiner beruflichen Belastung weitgehend von den familiären Schwierigkeiten freihielt, ging der Mann wie gewohnt seinen Hobbys und Interessen nach. Diese konfliktträchtige Lage hielt sich dennoch in einem relativen Gleichgewicht.

Nach dem Tod der Schwiegermutter trat jedoch eine völlig neue Situation ein. Sichtlich entkräftet und emotional vereinsamt fiel die Patientin in eine depressive Verstimmung, ein Tinnitus trat auf. Sie nahm durchblutungsfördernde Medikamente, deren Wirkung jedoch zu wünschen übrig ließ.

Erst nachdem die belastende private Situation aufgedeckt und besprochen worden war, besserte sich das Symptom und verschwand schließlich ganz. Der Therapeut hatte die Situation analysiert und daraus neue und positive Perspektiven für ein Aufleben der Partnerschaft entwickelt, die von beiden Partnern tatsächlich auch umgesetzt werden konnten, da sie sich beide einen neuen Anfang wünschten. Obwohl der Tod eines nahen und lieben Angehörigen zur Trauer geführt hatte, sahen und ergriffen sie die sich bietende Chance zum Wiederaufleben der Partnerschaft.

Kommentar: Oft stecken wir im Alltag und funktionieren so, wie es die Umwelt und die Gegebenheiten verlangen. Verändern sich die Rahmenbedingungen plötzlich, müssen wir uns wieder neu orientieren. Fehlt dazu die Kraft, sind wir nicht in der Lage, über den »Tellerrand« hinauszusehen. Eine Beratung kann uns hierbei helfen und neue Zukunftsperspektiven aufzeigen, die wir selbst nicht sehen konnten.

Wenn scheinbar alles zusammenbricht. Thomas K. hielt seine Ehe für glücklich. Leider war bei ihm und seiner Frau der Wunsch nach einem Kind nicht in Erfüllung gegangen, und so waren sie beide berufstätig. Unter großem Aufwand verwirklichten sie sich den Traum eines Eigenheimes, aber bereits während der Bauphase traten partnerschaftliche Spannungen auf. Innerhalb kurzer Zeit kam es zu einer Lebenskrise, und die Partnerschaft scheiterte, als die Ehefrau einen anderen Mann kennen lernte.

Da die Ehe kinderlos geblieben war, schien die Trennung zunächst einfach. Jedoch stellte sich bald heraus, dass die wirtschaftlichen Ansprüche und die Schulden eine »friedliche« Auseinandersetzung nicht ermöglichten. In dieser Krise kamen bei Thomas K. berufliche Probleme hinzu. Er war kaum noch belastbar, bekam Ärger mit seinen Kollegen und fühlte sich nicht mehr fähig, seine Lebensaufgaben zu lösen.

In dieser Problematik festgefahren bekam er einen Tinnitus, zunächst mit einer Tieftonstörung. Eine sofortige Infusionsbehandlung und medikamentöse Therapien ergaben zwar eine Verbesserung des Hörens, jedoch nicht des Ohrgeräusches. Da wurde ihm zur Inanspruchnahme eines Mediators geraten, der die Ehescheidung auf sachlichem Niveau und unter Schonung der finanziellen Mittel objektiv und wirtschaftlich sauber durchzog. Nachdem dieses Problem vom Tisch war, ging es Thomas K. deutlich besser. Zwar belastete ihn die Trennung noch sehr; er konnte jedoch losgelöst von den Scheidungsauseinandersetzungen wieder beruflich Fuß fassen, und seine Lebenskräfte kamen zurück. In dieser Phase spürte er auch ganz deutlich, wie sein Tinnitus leiser wurde und bald nur noch bei genauem Hinhören wahrnehmbar war.

Die zweite große Hilfe für Thomas war eine psychologische Beratung. Er lernte dabei, die gekränkte Gefühlswelt zu beherrschen und sich wieder in einer geordneten Gedankenwelt zurechtzufinden.

Kommentar: Entscheidend für Thomas war die Beratung durch einen so genannten Mediator. In der Regel handelt es sich dabei um in Scheidungsfällen erfahrene Juristen, z. B. Familienrichter, die aufgrund ihrer beruflichen Erfahrung den Eheleuten die finanziellen, aber auch die persönlichen Probleme einer Scheidung sachlich darlegen können und somit Streit und das Bemühen weiterer Anwälte und die damit erheblichen Kosten verhindern können.

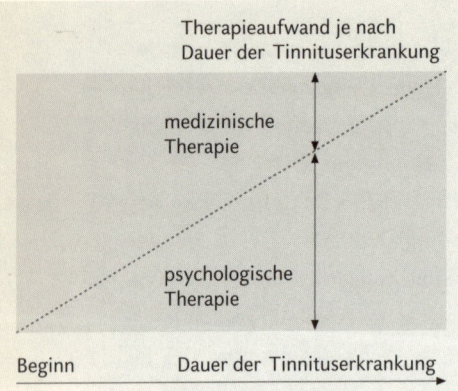

Therapieaufwand je nach
Dauer der Tinnituserkrankung

medizinische
Therapie

psychologische
Therapie

Beginn   Dauer der Tinnituserkrankung

heit: Neben der organischen Ebene, dem eigentlichen Krankheitsbild, ist immer auch die psychische Ebene betroffen, auf der das Krankheitsbild mit seinen Konsequenzen verarbeitet wird. Da jede Krankheit Folgen für das gewohnte Leben mit sich bringt, muss der Patient diese Veränderungen erst einmal akzeptieren. Dem behandelnden Arzt kommt schon von der ersten Minute an die Verantwortung zu, nicht nur das Ohrgeräusch medizinisch zu behandeln, sondern den Patienten auch psychologisch zu beraten. Der Patient bringt eine Reihe von Fragen mit.

Wichtig Ohrgeräusche sind unabhängig von ihrer Entstehungsursache prinzipiell von Beginn an auch ein psychologisches Problem. Die Tatsache, dass etwas eingetreten ist, das möglicherweise das Leben verändern wird, muss erst einmal akzeptiert werden. Treffend spricht man in der Fachsprache auch von einem komplexen Tinnitus, wenn nicht nur ein Summen im Ohr besteht, sondern mit dem Ohrgeräusch auch Veränderungen im Gefühlsleben, Denken und Handeln eintreten.

Hat das Ohrgeräusch gesundheitliche Folgen?

Diese Frage muss durch den Hals-Nasen-Ohren-Arzt bzw. durch den Hausarzt mit Sicherheit geklärt worden sein, bevor ein psychologisches Gespräch beginnt. Der Patient muss sich gewiss sein, dass alle organischen Ursachen eines Ohrgeräusches ausgeschlossen sind. Dies ist bei den allermeisten Tinnitusbetroffenen der Fall. Erst dann kann er sich zielgerichtet mit seelischen Problemen auseinandersetzen.

Was bedeutet das Ohrgeräusch für mich?

Die Antwort auf die Frage »Was bedeutet das für mich?« hängt sehr vom zeitlichen Verlauf des Ohrgeräusches ab. In der Akutphase muss der Patient darüber aufgeklärt werden, dass nicht nur aussichtsreiche Behandlungsmöglichkeiten bestehen, sondern dass auch behandelt werden muss, und das mit aller Konsequenz, um ein chronisches Ohrgeräusch zu verhindern. Ist der schulmedizinisch betonte Teil der Akutphase (die ersten drei bis vier Monate) vorbei, rückt die Frage »Was bedeutet das für mich?« in den Mittelpunkt. In dieser subakuten Phase, der Zeit zwischen dem Abschluss der Akutbehandlung und dem Erkennen, dass es sich um ein chronisches Ohrgeräusch handelt, sind Sie als Patient (und auch Ihr Arzt) sehr verunsichert. Die medizinischen Maßnahmen sind ausgeschöpft, die Frage der Bedeutung des Tinnitus für Sie und Ihre individuelle Lebensweise wird bedeutungsvoller. Konkret wird der eine das

Ohrgeräusch wegstecken und sein Leben in gewohnter Weise weiterführen können, ohne dass er den Tinnitus beachtet. Der andere aber wird eine starke Einschränkung seiner Lebensqualität spüren: er wird zum Patienten, zum Leidenden. Wichtig wird jetzt die Frage nach Störungen, die durch das Ohrgeräusch ausgelöst werden: Schlafstörungen, Stress durch Tinnitus, Konzentrationsprobleme, Angst, Partnerschaftsprobleme. Daher wird in der subakuten Phase die psychologische Beratung, evtl. auch Therapie, notwendig.

Was kann die Medizin tun? – Was kann ich tun?

Diese dritte Frage zeigt das Spannungsfeld, in dem sich der Patient befindet: Bleibt nach der medizinisch orientierten Akutphase das Ohrgeräusch immer noch bestehen, begreift der Patient, dass er möglicherweise allein mit dem Ohrgeräusch zurechtkommen muss. In der positiven Unterstützung und der Antwort auf die Frage »Was kann ich tun?« liegt die eigentliche Aufgabe des betreuenden Arztes; er wird vom Therapeuten zum Berater und Informanten. Selbstverantwortung und Eigeninitiative des Patienten müssen jetzt gestützt werden, denn mit dem stärker werdenden Verlangen nach Heilung durch andere schwindet die Motivation zum jetzt so wichtigen Bewältigen des Tinnituskomplexes. Falls den Patienten die folgenden Ängste und Probleme bewegen, sollte er sich nicht scheuen, sie mit dem Arzt zu besprechen.

Kann es sein, dass

- der Tinnitus schlimmer wird?
- der Tinnitus für immer so bleiben wird?
- es sich beim Tinnitus um eine körperliche Krankheit handelt?
- es für den Tinnitus keine Behandlung gibt?
- der Tinnitus zu Schlafstörungen führen wird?
- der Tinnitus zu einer Schwerhörigkeit führen wird?
- ein Leben mit dem Tinnitus nicht mehr möglich ist?
- der Tinnitus durch einen Tumor verursacht wird?
- der Tinnitus Vorläufer von Schlaganfällen ist?
- die Fähigkeit zum normalen Leben beeinträchtigt ist?
- das Familienleben und das soziale Leben unter dem Ohrgeräusch leiden werden?

In vielen Fällen spielen negative, so genannte dysfunktionale oder auch katastrophisierende Gedanken eine Rolle. Gedanken, die sich unbewusst aufdrängen und ein »Vergessen« des Tinnitus verhindern. Prüfen Sie selbst, ob Ihre Gedanken und Gefühle von solchen Feststellungen beeinflusst werden, wie z. B.:

- Mein Tinnitus macht mich unglücklich.
- Mein Tinnitus erzeugt Spannungen.
- Mein Tinnitus ärgert mich.
- Ich kann keine Stille mehr genießen.
- Ich habe keine Interessen mehr.

- Mein Tinnitus verwirrt mich.

- Ich verliere meine Lebenslust.

- Ich kann mein Leben nicht mehr genießen.

- Ich kann mich nicht mehr entspannen.

- Mein Tinnitus macht mich hoffnungslos.

- Mein Tinnitus behindert meine Konzentration.

- Mein Tinnitus beeinflusst meine Leistungsfähigkeit im Beruf.

- Ich habe Angst vor der Zukunft.

- Mein Tinnitus macht mir Ängste.

- Man kann ja doch nichts tun.

- Das Leben ist mit diesem Geräusch nicht mehr lebenswert.

Vielleicht sind Ihnen diese Fragen und Gedanken jetzt beim Lesen erst bewusst geworden. Sprechen Sie sie dann dem Arzt oder Therapeuten gegenüber auch tatsächlich aus! Nur dann ist ein Weg zur gemeinsamen Bewältigung des Ohrensausens offen.

Dasselbe Geräusch kann ganz unterschiedliche emotionale Reaktionen und Gedanken hervorrufen!

Genauso ist es beim Tinnitus, und darin liegt der Grund, weshalb der eine mit seinem Ohrgeräusch gut leben kann, der andere daran verzweifelt – obwohl es vielleicht sogar leiser ist!

Die Psychologie verfügt über eine Reihe von genauen Diagnosemöglichkeiten, um den inneren Zustand und die seelische Belastung durch das Ohrgeräusch zu messen, herauszufinden,

Info Geräusche rufen unterschiedliche Reaktionen hervor

Stellen Sie sich vor, Sie bewohnen ein Reihenhaus und Sie haben links von sich einen ganz netten Nachbar und rechts von Ihnen einen Menschen, der Ihnen sehr unsympathisch ist.

Am Samstagnachmittag machen Sie Ihr Mittagsschläfchen und der nette Nachbar mäht den Rasen. Das Brummen des Rasenmähers wirkt einschläfernd, und das frisch geschnittene Gras riecht angenehm. Sie fühlen sich nicht gestört und denken vielleicht »Das gehört zu einem typischen, gemütlichen Samstagnachmittag«.

Am nächsten Samstag aber mäht der »Unsympath« den Rasen zur Ruhezeit. Sofort regt Sie das Geräusch maßlos auf und der Gedanke »Das macht er jetzt mit Absicht, um mich zu ärgern« raubt Ihnen die Ruhe, und der schöne Nachmittag ist dahin.

warum Sie unter dem Geräusch leiden und welche emotionalen Reaktionen damit gekoppelt sind.

In diese wissenschaftliche Diagnostik sollen jedoch auch Ihre eigenen Vorstellungen über Entstehung und Therapie des Ohrgeräusches mit einfließen. Ihre eigene Meinung über die Entstehung, den Verlauf und die Behandlung des Leidens muss hinsichtlich des besseren Verständnisses für die psychologische Behandlung berücksichtigt werden. Aus diesen Informati-

Nicht mehr als ein Tinnitus ...

Aus der Sprech- stunde

Bei Detlef G. trat im Alter von 26 Jahren ein Tinnitus als Folge einer Hirnhautentzün- dung (Meningitis) auf. Aus völliger Ge- sundheit heraus bekam er zunächst einen Infekt der oberen Luftwege. Plötzlich ka- men rasende Kopfschmerzen hinzu, er wurde bewusstlos und musste per Notarzt auf die Intensivstation eingewiesen werden. Es folgten bange Tage, bis Detlef schließlich aus dem Koma erwachte. Rasch zeigte sich, dass er aufgrund der Meningitis auf dem rechten Ohr ertaubt war und an einem außerordentlich lauten Ohrgeräusch von 70 dB litt. Trotz die- ses Handicaps beklagte Detlef sich nicht. Froh, nach dieser le- bensgefährlichen Krankheit wieder seiner Familie und sei- nem Beruf zur Verfügung zu stehen und in Erinnerung des Leidens, das er auf der Intensivstation erlebt und gesehen hatte, war er zufrieden und akzeptierte seine Situation.

Kommentar: Dieser Fall mag Ihnen vor Augen führen, dass die subjektive, also die eigene Bewertung eines Tinnitus dar- über mitentscheidet, ob Sie ihn als störend empfinden oder nicht, welche Bedeutung er für Sie hat. Je mehr Bedeutung er für Ihr Leben gewonnen hat, umso lauter und unangenehmer werden Sie ihn empfinden!

onen und Gedanken des Patienten lassen sich häufig direkt Ansatzpunkte für eine gezielte Behandlung und Unterstützung finden. Die vom Patienten selbst erarbeiteten und erkannten Gesichtspunkte (Fachsprache: »Krankheitsmodelle«) sind von hohem Motivationswert für die Therapie. Sie führen zu einem individuellen psychotherapeutischen Behandlungsplan. Ferner ist auch Ihre eigene Einschätzung des Krankheitsbildes, eine Einordnung wichtig. Erkennen Sie, dass es z. B. Krebspatienten weit schlimmer geht, dann gelangen Sie zu einer viel positiveren Einstellung.

Die psychologische Therapie

Wenn die psychologische Beratung nicht ausreicht und der Tinnitus immer noch als lebensbestimmend empfunden wird, muss ein aufwändigerer therapeutischer Weg eingeschlagen werden. Der Therapeut wird sich zunächst eingehender mit den negativen Gedanken und Gefühlen auseinandersetzen und die Auswirkungen auf das Leben analysieren. Dabei kann sich herausstellen, dass tatsächlich eine Depression oder eine Angststörung die Gewöhnung an das Geräusch verhindern. In diesen Fällen wird eine für diese Störungen spezifische Psychotherapie erforderlich sein – oft und sehr erfolgreich unterstützt durch entsprechende Medikamente!

Öfters ist es aber die Tinnitusspirale (siehe Seite 112), in die der Betroffene geraten ist. Dann ist ein so genanntes Tinnitus-Habituationstraining oder Tinnitus-Bewältigungstraining erfolgreich. Darin wird in strukturierter Form zunächst nochmals Information über Tinnitus und seine negativen Folgen auf die Gefühle und Gedanken vermittelt. Eine große Rolle spielt dann die Analyse der oben dargestellten negativen und katastrophisierenden Gedanken. Es wird dann trainiert, positive Gedanken aufzubauen wie z. B.:

- Mein Tinnitus bedeutet keine Krankheit.

- Es gibt schlimmere Dinge als Tinnitus.

- Ich lasse mich in meiner Lebensführung nicht beeinträchtigen.

- Je mehr ich lerne, an andere Dinge zu denken, desto leiser wird er.

- Die Zeiten, in denen ich den Tinnitus vergesse, werden immer mehr werden, je mehr ich mich mit anderen, positiven Dingen beschäftige.

- Andere haben es auch geschafft mit Tinnitus glücklich zu sein.

- Der Tinnitus wird nun für mich zu einem Stressbarometer und warnt mich vor Überanstrengung.

- Nach einiger Zeit wird diese schlechte Lebensphase nur noch in der Erinnerung sein.

Immer ist das Lernen von Entspannungstechniken (siehe Seite 268) in das Training integriert. Auch ein Stressbewältigungstraining kann enthalten sein.

Wo Sie einen geeigneten Therapeuten finden

Meistens kennt der in der Tinnitustherapie erfahrene HNO-Arzt geeignete Partner für eine psychologische Beratung und Behandlung. Oft besteht eine HNO-ärztliche/psychologische Kooperation. Aktuell ist die Deutsche Tinnitusliga dabei, Listen von solchen Teams zu erstellen. Dabei bemüht man sich um einen einheitlich hohen Ausbildungsstandard, um Ihnen als Tinnituspatienten optimal ausgebildete Teams anbieten zu können.

Info **Wege der Psychotherapie**

Die moderne Psychologie geht bei Tinnitus differenziert und individuell vor. Oft reicht nach einer Analyse das beratende Gespräch mit allgemeinen Ratschlägen. Bei schwerer Betroffenen kommt ein spezielles Tinnitus-Habituationstraining in Betracht, das zu einer Gewöhnung an das Ohrgeräusch und zum »Vergessen« führt. Erst wenn tatsächlich psychische Beeinträchtigungen mit dem Tinnitus verknüpft sind (z. B. Depression, Angststörung) kommt eine hierfür ausgewählte Psychotherapie zum Einsatz.

Tinnitus durch Störungen an Halswirbelsäule oder Kiefergelenk

Die engen Beziehungen zwischen Kiefergelenk, Halswirbelsäule und den Strukturen des Ohres haben Sie schon in früheren Kapiteln kennen gelernt. Welche Anzeichen darauf hindeuten, dass Gelenk- oder Muskelstörungen in der unmittelbaren Nachbarschaft des Ohres zum Tinnitus, zu dem so genannten somatosensorischen Tinnitus, beitragen und wie eine eventuelle Behandlung aussieht, erfahren Sie in den folgenden Abschnitten.

Die Halswirbelsäule

Dass die Funktion der Halswirbelsäule (HWS) bei Tinnitus wichtig sein kann, zeigt sich einerseits an den erfolgreich über die HWS behandelten Tinnitus-Patienten, andererseits aber auch an der Tatsache, dass immer wieder berichtet wird, ein Ohrgeräusch könne durch eine Therapie (z. B. Massage, Chirotherapie) an der Halswirbelsäule ausgelöst werden.

Die gereizten Strukturen der Halswirbelsäule müssen zunächst beruhigt werden, bevor eine krankengymnastische Behandlung eingeleitet werden kann. Eine Massage an der HWS, besonders wenn ein Trauma vorausging, sollte unterbleiben. Neuere wissenschaftliche Untersuchungen haben gezeigt, dass direkte Nervenverbindungen zwischen Rezeptoren in den Na-

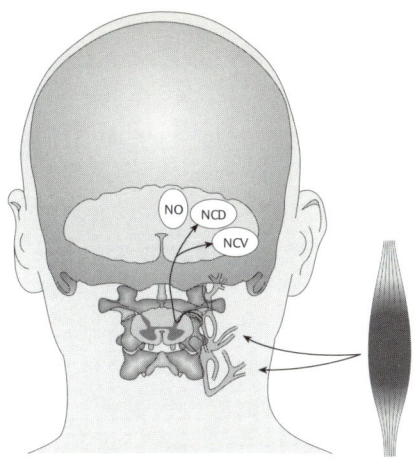

Die direkte Verschaltung von Nervenimpulsen aus der Halswirbelsäule mit dem Hörsystem im Gehirn ist Grundlage eines »Halswirbelsäulentinnitus«. Die Muskeln der oberen Halswirbelsäule sind verschaltet mit den Kerngebieten also den »Computern« (NO = Nucleus olivarius, NCD = Nucleus cochlearis dorsalis, NCV = Nucleus cochlearis ventralis) des Hörsystems im Gehirn. Über diese Verschaltung kann das Hörsystem in seiner Funktion beeinträchtigt werden.

ckenmuskeln und den zentralen Kerngebieten des Hörorgans bestehen. Die auf diesen Nervenbahnen geleiteten Nervenimpulse (Afferenzen) werden in den Kerngebieten über Nervenverbindungen gesteuert und überwacht. Unter noch nicht geklärten Umständen könnten diese Afferenzen die Funktion des Hörorgans stören und so ein Ohrgeräusch oder einen Hörsturz auslösen. Diagnostik und Therapie funktioneller Störungen der Halswirbelsäule sind deshalb heute fester Bestandteil in der Behandlung des Hörsturzes und des Tinnitus.

Tinnitus nach Manualtherapie

Aus der Sprech-stunde

Die 32-jährige Hermine M. hatte schon immer Probleme mit ihrem Nacken. Durch eine intensive Ballettschulung seit der Kindheit waren ihre Gelenke überbeweglich.

Da sie seit der Geburt ihres ersten Kindes mit Sport und auch mit dem Ballett aufgehört hatte, war sie nicht mehr im Training, und zunehmend stellten sich Verspannungen in den Schultern und im Nacken ein, gelegentlich auch mit Kopfschmerzen verbunden. Frau M. suchte einen erfahrenen Manualtherapeuten auf, der eine Blockierung an der oberen Halswirbelsäule feststellte und behandelte. Da sie nach jeder Behandlung eine Erleichterung verspürte, ging sie regelmäßig zu diesem Arzt.

Eines Tages war die Behandlung jedoch nicht sofort erfolgreich, sodass die HWS kurz nacheinander ein zweites und drittes Mal manipuliert wurde. Rückblickend stellte sich heraus, dass die Kopfschmerzen diesmal im Zusammenhang mit einem Infekt gestanden hatten. Beim dritten Manipulieren traten unmittelbar nach dem chiropraktischen Eingriff ein Ohrgeräusch, ein Druckgefühl und eine Hörstörung des betroffenen Ohres auf.

Der Arzt reagierte sofort, beendete die manualtherapeutischen Manipulationen und leitete eine wohldosierte krankengymnastische Übungsbehandlung ohne Massage der HWS ein, um die Muskulatur zu entkrampfen und das ganze System zu beruhigen. Nach einer Woche hatte Frau M. ihr Druckgefühl im Ohr verloren, und sie hörte wieder normal. Es blieb jedoch ein leises Summen in diesem Ohr, das Frau M. allerdings nur wahrnimmt, wenn es in der Umgebung ganz ruhig ist. Sie fühlt sich durch dieses Summen nicht weiter belästigt.

Kommentar: Besonders junge Patientinnen mit einer vermehrten Beweglichkeit der Wirbelsäule und der Gelenke (Hypermobilität) sind bei chiropraktischen Manipulationen gefährdet. Durch einen unsachgemäßen oder in zu schneller Folge durchgeführten chiropraktischen Eingriff können sehr rasch die empfindlichen Strukturen an der oberen HWS überdehnt werden. Dies war wohl auch im Falle von Frau M. die Ursache für eine Irritation des Hörsystems. Eine Therapie an der oberen Halswirbelsäule ist in diesen Fällen dem sehr erfahrenen Arzt vorbehalten. Bei ungenauer Anwendung der Therapie werden die ohnehin hypermobilen Gelenke überdehnt, es kommt zur pathologischen Reaktion.

Der Arzt hatte in diesem Fall richtig reagiert: Bei Auftreten solcher Störungen muss eine weitere chiropraktische Behandlung unbedingt unterlassen werden! Die empfindlichen Strukturen der HWS können nur durch eine vorsichtige krankengymnastische Übungsbehandlung, möglichst unter kurzzeitiger Eisanwendung während der muskulären Anspannungsphasen wieder beruhigt werden. Keinesfalls darf dabei die Halswirbelsäule massiert werden!

Wunderwerk der biologischen Architektur

Die Halswirbelsäule ist recht kompliziert aufgebaut. Eine seitliche Schemazeichnung lässt erkennen, wie die knöchernen Strukturen zueinander stehen.

Im Hinblick auf den Tinnitus sind die ersten drei der insgesamt sieben Halswirbel besonders wichtig:

- Die Verbindung zwischen Kopf und beweglicher Halswirbelsäule stellt der **Atlas** her, der erste Wirbel (in der griechischen Sagenwelt ist Atlas derjenige, der die Weltkugel auf den Schultern trägt). In der Gelenkverbindung zwischen Atlas und Schädelbasis findet hauptsächlich die Nickbewegung des Kopfes statt.

- Die Verbindung zwischen Atlas und zweitem Wirbel, der **Axis**, ermöglicht die große Drehmöglichkeit des Kopfes.

- Der dritte Wirbel verbindet die kompliziert konstruierten ersten beiden Wirbel mit der unteren Halswirbelsäule. Diese Verbindung zwischen dem zweiten und dritten Wirbel ist am anfälligsten für funktionelle Störungen, da die dynamische Belastung hier am größten ist.

Die Bewegungen der oberen Halswirbelsäule werden über kleinste Muskeln präzise gesteuert. Für diese Steuerung sind viele in den Muskeln gelegene Fühler (Rezeptoren) notwendig. Da diese Rezeptoren u. a. auf mechanischen Zug und Druck reagieren, kann eine zu starke Massage zu Störungen wie Schwindel und Kopfschmerzen führen und vorhandene Symptome wie z. B. Tinnitus verstärken. Es gibt viele Tinnitus-Patienten, die ihr Ohrgeräusch durch solche Manipulationen beeinflussen können. Hier liegt der Zusammenhang zwischen der HWS und dem Tinnitus erst recht nahe.

Kann es die Halswirbelsäule sein?

Im Röntgenbild fallen vor allem Abnutzungserscheinungen der Halswirbelsäule ins Auge. Sie sind allerdings für die Diagnostik weit weniger bedeutsam als die Funktion der Halswirbelsäule. Verschleißerscheinungen wie z. B. knöcherne Auswüchse an den Wirbelkörpern, verschlissene Bandscheiben und arthrotische kleine Wirbelgelenke sind lediglich Ausdruck der »Instandhaltungsmöglichkeiten« unseres Körpers: Er versucht, durch Kalkbildung die überbeanspruchten Strukturen ruhigzustellen. Ist eine solche Ruhigstellung mit zunehmendem Alter erreicht, ist die HWS zwar in der Beweglichkeit eingeschränkt, aber Störungen wie Schmerzen und Reizerscheinungen sind dann verschwunden.

Bereits durch Ertasten findet der in Manueller Therapie ausgebildete Arzt Hinweise, ob die Halswirbelsäule mit einem Ohrgeräusch in Verbindung steht: Verstärkung oder Abschwächung des Tinnitus bei

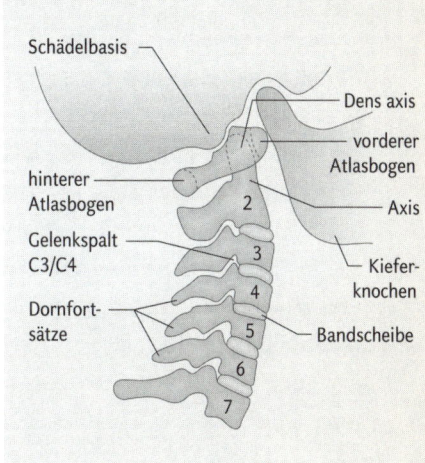

Schädelbasis

Dens axis

vorderer Atlasbogen

hinterer Atlasbogen

2

Axis

Gelenkspalt C3/C4

3

Kieferknochen

4

Dornfortsätze

5

Bandscheibe

6

7

Ein Schleudertrauma

Aus der Sprech-stunde

Monika L. stand an einer Ampel und hatte sich gerade zu ihrem rechts neben ihr angeschnallten Kind gedreht, als ein Fahrzeug von hinten auffuhr. Durch einen Aufprall am Lenkrad erlitt Frau L. einen Schlüsselbeinbruch, weshalb sie ins Krankenhaus eingewiesen wurde. Aus Sorge um ihr Kind beachtete Frau L. zunächst nicht, dass sie auch leichte Schmerzen in der Halswirbelsäule verspürte. Sie nahmen in den nächsten drei Tagen stetig zu, bis sich am vierten Tag ein Geräusch am linken Ohr dazugesellte.

Die Halswirbelsäule wurde mit einem Stützverband ruhig gestellt. Nach etwa sechs Wochen schlossen sich Massagebehandlungen der HWS an, die zwar vorübergehend eine Linderung der Beschwerden bewirkten, jedoch auf das Ohrgeräusch keinen Einfluss hatten. Frau L. stellte sich einem in der manuellen Therapie erfahrenen Orthopäden vor, nachdem der HNO-Arzt eine Hörstörung und ein unfallunabhängiges Krankheitsbild ausgeschlossen hatte. Der Orthopäde stellte eine Funktionsstörung mit Blockierung des zweiten und dritten Wirbelsäulengelenkes fest und führte eine schonende und schmerzfreie Manipulation dieses Gelenkes durch. Bereits am gleichen Tag bemerkte die Patientin einen Rückgang des Ohrgeräusches. Weitere Sitzungen mit einer gezielten Manualtherapie und eine fundierte krankengymnastische

Übungsbehandlung folgten. Das Ohrgeräusch wurde leiser und war nach vier Wochen verschwunden.

Kommentar: Das Auftreten von Ohrgeräuschen nach einem Auffahrunfall ist relativ häufig. Ebenso wie Beschwerden vonseiten der Halswirbelsäule (z. B. Schmerzen im Nacken, Kopfschmerzen, Gleichgewichtsstörungen) können auch Ohrgeräusche nach einem symptomfreien Intervall von bis zu zwei bis drei Wochen nach einem Unfall auftreten. Dies erschwert häufig eine gutachterliche Untersuchung und Beurteilung solcher Ohrgeräusche, da wegen des langen Zeitraums zwischen Unfall und Auftreten des Ohrgeräusches vielen Gutachtern ein Zusammenhang zwischen Unfall und Tinnitus unwahrscheinlich erscheint.

bestimmten Bewegungen oder bei Tasten bestimmter Strukturen legen einen Zusammenhang nahe.

Auch wie das Ohrgeräusch entstanden ist, ist immer wichtig: In manchen Fällen lässt sich rekonstruieren, dass das Ohrensausen in Verbindung mit einer ungeschickten Bewegung oder Körperhaltung aufgetreten ist. Diesbezüglich spielt die Architektur des Körperbaues, die Statik, eine große Rolle. Bei Fehlhaltungen, beispielsweise bei einem Beckenschiefstand, sind Beschwerden an Rücken und Halswirbelsäule vorprogrammiert, da einzelne Wirbelsäulenabschnitte übermäßig belastet werden. Auch Fehlbelastungen des Kiefergelenkes spielen hier eine Rolle.

Wichtig Die Aussage, ob ein Tinnitus durch Veränderungen an der Halswirbelsäule entstanden ist, kann allerdings niemals nur anhand des Röntgenbildes der HWS getroffen werden. Eine solche Aussage gelingt nur mithilfe einer subtilen klinischen Untersuchung der Halswirbelsäule. Die Prüfung der Funktion jedes der einzelnen Wirbelgelenke und das Abtasten der umgebenden Weichteile sind die wichtigsten diagnostischen Maßnahmen.

Sonderfall Schleudertrauma

Ein Tinnitus nach einem »Schleudertrauma« (Distorsionstrauma) der Halswirbelsäule verdient besondere Beachtung. Für viele Patienten beginnt mit dem Schleudertrauma ein mühsamer Weg nicht nur hinsichtlich des Tinnitus, sondern auch, weil Versicherungen, Gutachter, Berufsgenossenschaften, Gerichte, Arbeitgeber und Unfallverursacher dieses Leiden nicht ernst nehmen. Da Tinnitus nicht sicht- und messbar ist, lässt sich den Untersuchern oft nur sehr schwer klarmachen, dass hier eine unfallbedingte Störung mit möglicherweise schwerwiegenden Folgen besteht. Direkt nach dem Unfall stellen sich den behandelnden Ärzten oft andere, manchmal lebenswichtige Aufgaben, und so wird das Vorhandensein eines Ohrgeräusches oft erst Tage nach dem Unfall oder überhaupt nicht in den Akten festgehalten – ein Umstand, der es den Gutachtern später erschwert, eine Beziehung des Tinnitus zum Unfallereignis herzustellen.

Andererseits wird heute immer häufiger anerkannt, dass ein Tinnitus auch erst mehrere Tage nach einer Verletzung in Erscheinung treten kann, und dass das Ausmaß der Halswirbelsäulenverletzung nicht unbedingt mit dem Schweregrad des Tinnitus übereinstimmt.

Wichtig Suchen Sie sich einen unabhängigen Gutachter, der sich sowohl mit Ohrgeräuschen als auch mit Halswirbelsäulenverletzungen beschäftigt. Gelegentlich empfiehlt es sich, zur Beurteilung auch einen Psychologen hinzuzuziehen.

Welche Behandlungsmöglichkeiten gibt es?

Liegen dem Tinnitus Probleme an der Halswirbelsäule zugrunde, umfasst die Behandlung eine ärztliche Therapie und physiotherapeutische Maßnahmen (Krankengymnastik). Folgende Maßnahmen können helfen:

- Medikamente, die den Spannungszustand der Muskeln herabsetzen (Muskelrelaxanzien) oder Entzündungen und Reizzustände dämpfen (Antiphlogistika, Antirheumatika)

- Vorübergehende Ruhigstellung der Halswirbelsäule mit einer Zervikalstütze bei akuten und schmerzhaften Zuständen

- Injektion von Betäubungsmitteln (Lokalanästhetika), um

störende Nervenimpulse aus kranken Wirbelgelenken zu unterbinden (gezielte Injektion)

Chirotherapie (Manuelle Therapie)

Funktionsstörungen der Halswirbelsäule werden mit Techniken der Manuellen Therapie behandelt, wobei ausdrücklich nicht nur das sog. »Einrenken« gemeint ist. Vielmehr existiert heute eine Vielzahl von Behandlungstechniken für die Weichteile des Wirbelsäulenapparates, die auch bei der empfindlichen und schmerzhaften Halswirbelsäule angewandt werden können. Die schnellste und oft wirksamste Methode der Behandlung einer Funktionsstörung (sog. »Blockierung«) ist jedoch die Manipulation eines Gelenkes: Dabei werden die Gelenkflächen für Sekundenbruchteile voneinander entfernt, wobei der charakteristische »Knacks« entsteht. Als Folge dieser Manipulation entspannt sich die Muskulatur deutlich. Gleichzeitig damit werden auch störende Nervenimpulse aus dem behandelten Gelenk zum Gehirn gedämpft oder beseitigt.

Der Patient verspürt prompt die Besserung der Beweglichkeit. Steht ein Ohrgeräusch mit der beseitigten Funktionsstörung in Verbindung, kommt es sofort, zumindest aber in den nächsten Stunden zu einer Linderung. Im Idealfall wird das Ohrgeräusch sogar beseitigt. Werden diese positiven Effekte nicht schon bei den ersten beiden Behandlungen erreicht, sind weitere Manipulationen des gleichen Gelenkes sinnlos! Innerhalb kurzer Zeit darf das Gelenk nicht mehrfach manipuliert werden, sonst wird u. U. sogar ein Ohrgeräusch überhaupt erst ausgelöst.

Die heute gelehrten Techniken der Manipulation eines Gelenkes sind schmerzfrei und ungefährlich. Komplikationen sind erfreulicherweise selten geworden. Das gewaltsame so genannte »Einrenken« gehört der Vergangenheit an.

Physiotherapie

Der an der Halswirbelsäule tätige Physiotherapeut (in Deutschland »Krankengymnast«) sollte eine Zusatzausbildung in Manueller Therapie oder eine ähnlich geartete Weiterbildung abgeschlossen haben. In der physiotherapeutischen Behandlung erwartet Sie Folgendes:

- Befunderhebung (Statik des Bewegungsapparates, Muskelverkürzungen, Funktionsstörungen)

- Therapie der Funktionsstörungen über die Behandlung der Weichteile (Muskeln, Sehnen, Bänder, Haut und Unterhautgewebe), aktive und kontrollierte Bewegungsübungen. Dabei darf an der Halswirbelsäule keine ausschließliche klassische Massage angewandt werden!

- Korrektur der Statik, um eine erneute Funktionsstörung zu verhindern, und Vermitteln von Übungen für zu Hause und am Arbeitsplatz

- Beratung über sportliche Betätigungen bis hin zur Überwachung einer Trainingstherapie an sinnvollen Geräten

An der Halswirbelsäule hat sich der Einsatz von Eis während der aktiven Behandlung sehr bewährt. Die Eispackung wird nur kurz (zehn bis zwanzig Sekunden) und während der aktiven

Übungsbehandlung aufgelegt. Falsch ist es, die Eispackung einfach liegen zu lassen!

Die Eisanwendung steigert die Durchblutung der Muskulatur maximal. Dies bewirkt eine ausgezeichnete Entspannung, eine Schmerzaufhebung und eine bessere Dehnfähigkeit der Muskelfasern. Die Eisbehandlung ist deshalb einer Wärmeanwendung (z. B. mit Fango, Heißluft) immer vorzuziehen, sofern keine Gegenanzeigen (Durchblutungsstörungen, Kälteempfindlichkeit der Blutgefäße und Nerven) bestehen.

Inzwischen halten immer mehr »ganzheitliche« Therapieansätze aus der Osteopathie, der Kinesiologie (siehe Seite 234) und anderen besonderen Behandlungsmethoden Einzug in die Physiotherapie. Diese therapeutischen Ansätze müssen mit dem Arzt abgesprochen werden. Solange beispielsweise der Verdacht besteht, dass ein Ohrgeräusch von Störungen in der Halswirbelsäule ausgeht, hat die Behandlung der Halswirbelsäule absoluten Vorrang. Deutliche Kriterien hierfür sind:

- Kinder und Jugendliche ohne vorausgegangene Lärmbelastung mit tiefem Ohrgeräusch,

- das Ohrgeräusch kommt und geht, insbesondere bei Kopfbewegungen oder Lagewechsel,

- das Hörvermögen ist normal.

Die Behandlung der Halswirbelsäule mit der Manuellen Therapie (Chirotherapie) durch einen entsprechend ausgebildeten Arzt (Adressen im Anhang) wird von den Krankenkassen anerkannt.

Nachbarschaft Kiefergelenk

Das Kiefergelenk ist sowohl anatomisch als auch über Nervenverbindungen und die Funktion mit der Halswirbelsäule und dem Ohr verbunden. Viele Tinnitus-Patienten können durch Zusammenbeißen oder durch Vorschieben des Unterkiefers das Ohrgeräusch in seiner Lautheit und/oder Tonhöhe beeinflussen. Tinnitus kann aber auch durch Eingriffe am Kiefergelenk (z. B. durch das Entfernen von Weisheitszähnen) zum Verschwinden gebracht oder überhaupt erst hervorgerufen werden.

Die Beziehung des Kiefergelenkes zur Halswirbelsäule wird über komplizierte Band- und Muskelverbindungen hergestellt. Eine Fehlhaltung der Halswirbelsäule kann zu Störungen im muskulären Gleichgewicht der Kaumuskulatur führen; umgekehrt können z. B. Kiefergelenksfehlstellungen Verspannungen der Halsmuskulatur bewirken.

Der Frage, ob die Ursache des Tinnitus mit der Kiefergelenksfunktion zusammenhängen kann, muss besonders dann nachgegangen werden, wenn

- eine Zahnbehandlung unmittelbar oder mittelbar mit der Tinnitusentstehung verbunden war,

- wiederholt vom Kiefergelenk ausgehende Gesichts- und Ohrenschmerzen aufgetreten sind,

- Sie nachts mit den Zähnen knirschen,

- starke Verspannungen im Kiefergelenk und in der Kaumuskulatur zu beobachten sind,

● ein Fehlbiss besteht, wenn also Ober- und Unterkiefer nicht optimal zueinander stehen oder

● eine Fehlfunktion der Kiefergelenke nachgewiesen ist.

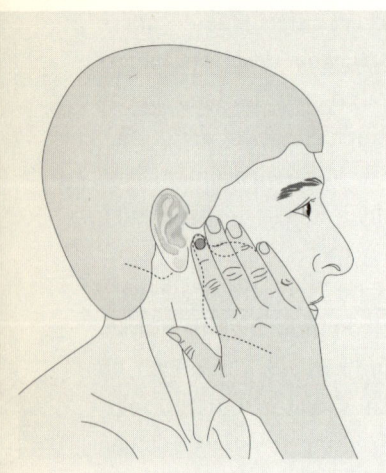

Das Kiefergelenk können Sie deutlich selbst tasten (siehe Abbildung links). Es liegt direkt vor dem Ohr, und man kann durch Auflegen des Fingers in diesem Bereich und durch Tasten beim Mundöffnen und -schließen den Gelenkspalt und das Unterkieferköpfchen gut unterscheiden. Sollte diese Gegend schmerzhaft sein, ist eine zahnärztliche Untersuchung notwendig. Auch die Symmetrie der Funktion kann der Patient vor dem Spiegel selbst prüfen: Weicht der Unterkiefer beim Mundöffnen zu einer Seite hin ab, ist die Funktion der Kiefergelenke nicht symmetrisch. Dann besteht die Gefahr, dass ein Kiefergelenk mechanisch belastet ist. Auch in diesem Fall ist eine weitere Klärung notwendig.

Die Kiefergelenksfunktion sollte ein speziell fortgebildeter Zahnarzt, Kieferorthopäde oder Kieferchirurg beurteilen. Zur genauen Diagnostik wird er eingehend die Funktion untersuchen. Zum Teil ist es dabei sinnvoll, ein Kiefermodell anzufertigen. Spezielle apparative Funktionsanalysen sind möglich, aber sehr aufwändig; sie werden nur nach vorheriger Abspra-

Info **Den Tinnitus »wegkauen«?**

Die von vielen Tinnitus-Patienten beobachtete Beeinflussbarkeit des Ohrgeräusches durch Kieferbewegungen beruht wahrscheinlich auf einer bandförmigen Verbindung zwischen der Kiefergelenk-Kapsel und einem Gehörknöchelchen, dem Hammerkopf. Dieses Band geht manchmal auch von der Sehne eines Kaumuskels, des Musculus pterygoideus lateralis, aus. Bei der Anspannung des Kiefergelenkes, z. B. beim Vorschieben des Unterkiefers, wird über dieses Band Kraft auf das Mittelohrknöchelchen übertragen; die Spannung der gesamten Gehörknöchelchenkette verändert sich dadurch. Dies wirkt sich wiederum auf die Innenohrfunktion aus, das Ohrgeräusch verändert sich. Diese Beeinflussbarkeit des Tinnitus durch Kiefergelenksbewegungen ist also oft rein mechanischer Natur und bedeutet nicht von vornherein, dass das Kiefergelenk am Tinnitus schuld ist!

che mit der Krankenkasse bezahlt. Die dritte Maßnahme ist das Röntgenbild der Kiefergelenke, in speziellen Fällen sogar die Kernspintomografie.

Die Ergebnisse der Diagnostik münden in individuelle Therapievorschläge und können folgende Maßnahmen umfassen:

- Tragen einer Aufbissschiene, evtl. nach vorausgegangener Korrektur der Bissebenen. Damit kann eine falsche mechanische Kiefergelenksbelastung korrigiert werden.

- Spezialschienen zur Gelenksentlastung und Bissführung, bis hin zur Einflussnahme auf die Position der Kiefergelenks-köpfchen.

● Entspannungsmaßnahmen.

● Sehr selten eine operative Behandlung des Kiefergelenkes.

Die krankengymnastische und/oder osteopathische Behandlung der Kiefergelenke und der Halswirbelsäule setzt eine spezielle Fortbildung der Krankengymnasten auf diesem Gebiet voraus. Leider gibt es noch sehr wenige Krankengymnasten, die auf diesem Gebiet kundig sind. Wenn Sie Krankengymnastik für die Therapie am Kiefergelenk verordnet bekommen haben, sollten Sie sich an Ihrem Ort erkundigen, wo ein Krankengymnast mit dieser speziellen Ausbildung niedergelassen ist.

Hörgeräteanpassung:
Warum – wann – wie?

Bei vielen Tinnitus-Patienten wird das Ohrgeräusch von Schwerhörigkeit begleitet. In diesen Fällen ist die angemessene Hörgeräteversorgung entscheidend, damit der Patient das Ohrgeräusch ertragen kann. Ganz wichtig ist dies auch für eine erfolgreiche Retraining-Therapie. Auch wenn die heutigen Hörgeräte hinsichtlich einer hervorragenden Akustik und der Unterdrückung von Stör- und Nebengeräuschen noch viele Wünsche offenlassen, sollten sie möglichst früh eingesetzt werden.

Viele Patienten reagieren auf die Empfehlung eines Hörgerätes zunächst verständlicherweise mit Ablehnung, und es tauchen viele Fragen auf, die bei der ersten Konfrontation mit dem Thema Hörgerät oft nicht genügend beantwortet werden.

Warum ein Hörgerät?

Das Miteinander-Sprechen gehört zu den grundlegenden Voraussetzungen unserer zwischenmenschlichen Beziehungen. Es setzt ein intaktes Hörorgan voraus. Ist die Funktion des Hörorgans durch Veränderungen im Innenohr gestört (z.B. bei familiärer Schwerhörigkeit, einer »Altersschwerhörigkeit«), wird das Sprachverständnis mehr oder minder beeinträchtigt. Am frühesten macht sich die Schwerhörigkeit bemerkbar, wenn in

Gesellschaft mehrere Leute durcheinander reden. Der Betroffene versteht das Gesprochene dann besonders schlecht.

Die Hörhilfe hat im Wesentlichen das Ziel, dieses Sprachverständnis so gut wie möglich wiederherzustellen, um dem Betroffenen eine gute Kommunikation in Familie und Gesellschaft zu ermöglichen. Auch der Besuch von Vorträgen und Konzerten kann so wieder Freude bereiten.

Info **Eine Brille stört doch auch nicht!**

Eigenartigerweise ist das Ansehen von Hörgeräten viel schlechter als das der Brille. Nicht nur »die anderen« sehen das so, sondern auch der Patient selbst. Während es kaum jemanden stört, wenn er eine Brille verordnet bekommt, stößt die Verordnung eines Hörgerätes zunächst auf Befremden und gelegentlich auch Ablehnung.

Diese Einstellung ist zum großen Teil unbegründet, denn das Hörgerät wird dem Patienten eine so große Hilfe werden, dass er es nach einer Eingewöhnungszeit gern trägt. Die heutigen technischen Möglichkeiten bieten für die unterschiedlichsten Hörstörungen geeignete Lösungen. Die technischen Bausteine können dank der Mikrotechnik in sehr kleinen Hörgeräten untergebracht werden. Der kosmetische Aspekt ist von untergeordneter Bedeutung: Ein Hörgerät ist im Gegensatz zur Brille fast unsichtbar.

Hörgeräte – ins Ohr implantiert

Ein konventionelles Hörgerät hat für den Betroffenen zwei oft bemängelte Eigenschaften: Der Gehörgang wird verschlossen, und die Frequenzübertragung, vor allem der wichtigen hohen Töne, lässt zu wünschen übrig.

Schon lange wurde deshalb versucht, Hörhilfen eleganter direkt an die Gehörknöchelchen im Mittelohr anzukoppeln. Dies ist jetzt mit dem teilimplantierbaren Gerät der Firma Medel aus Innsbruck (www.medel.de) gelungen.

 So funktioniert das teilimplantierte Hörgerät

Ein hinter dem Ohr implantierbarer Empfänger leitet elektromagnetische Schwingungen an einen am Gehörknöchelchen befestigten Verstärker und überträgt damit den Schall. Der äußere Teil des Systems hält magnetisch über dem Empfänger und enthält neben einem Computersystem die Batterie und das Mikrofon. Der Gehörgang bleibt offen, und der Schall wird mittels elektromagnetischer Schwingungen übertragen, was eine Verstärkung auch der hohen Frequenzen ermöglicht.

Die praktische Erfahrung der mit diesen Geräten versorgten Patienten zeigt, dass die akustischen Eigenschaften hervorragend sind. Bei richtiger Indikationsstellung, die sich aus der Hörkurve des Patienten ergibt, ist eine deutliche Qualitätsverbesserung im Vergleich zur herkömmlichen Versorgung festzustellen. Der Grund hierfür mag sein, dass die implantierbaren Hörgeräte auch die hohen Frequenzen bis 10 000 Hertz übertragen, wobei herkömmliche Hörgeräte maximal bis circa 5000 Hertz übertragen können.

Mit diesem Implantat versorgte Patienten berichten über eine Besserung des Tinnitus, bei einigen ist der Tinnitus mit Aktivierung des Gerätes sogar ganz verschwunden!

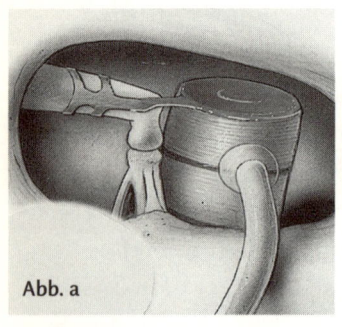

Abb. a

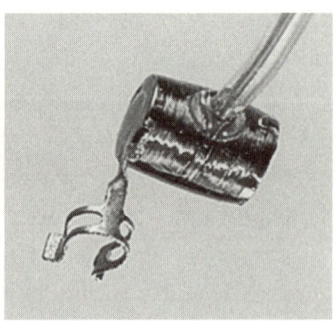

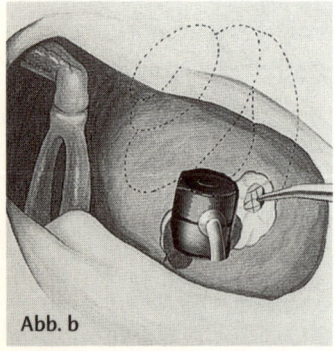

Abb. b

Während bei der bisherigen Anwendung das Implantat an die Gehörknöchelchen angekoppelt wird (Abbildung a), kann es nun mit direktem Kontakt zur Hörschnecke in das so genannte Runde Fenster implantiert werden (Abbildung b). Damit sind auch schwierige Hörverluste mit einem Frequenzbereich bis 10 000 Hz zu versorgen.

Info **Das Cochlea Implant (»CI«)**

Bei hochgradig schwerhörigen Patienten oder auch bei ganz ertaubtem Ohr kann man heute eine Elektrode in das Innenohr implantieren. Mithilfe dieser Elektrode ist es möglich, die Hörnerven direkt zu reizen, sodass die Patienten wieder hören können. Im Idealfall kann die Hörfähigkeit sogar so weit wieder hergestellt werden, dass die Patienten mit diesen Geräten telefonieren können! Manche dieser hochgradig schwerhörigen Patienten leiden auch unter einem extrem lauten Ohrgeräusch. Die mit dem Gerät versorgten Patienten berichten sehr häufig, dass durch die Implantation und das wiederhergestellte Hören der Tinnitus kein Problem mehr darstellt.

Bei geeigneter Indikation sollte deshalb frühzeitig an ein Cochlea Implant gedacht werden.

Das so bewährte Implantat kann anstatt an die Gehörknöchelchen auch direkt an die Hörschnecke in der Gegend des so genannten Runden Fensters angekoppelt werden. Diese direkte Ankoppelung ermöglicht eine noch präzisere und intensivere Übertragung des Gehörten auf das Innenohr. Damit sind dann auch schwierigere Fälle mit Innenohrhörstörung und Tinnitus versorgbar.

Warten Sie nicht zu lange!

Leider verhält es sich mit dem Hörgerät nicht so wie mit der Brille, die man nur aufsetzen muss, um besser zu sehen. Beim Hörgerät ist immer ein Gewöhnungs- und Übungsprozess notwendig, um dem Gehirn zu ermöglichen, sich auf die Hörhilfe einzustellen. Wartet man zu lange mit der Anpassung eines Hörgerätes, so hat das Gehirn die Sinneseindrücke für das richtige Hören vergessen. Die Hörgeräteanpassung wird dann für den Patienten schwieriger, der Hörgewinn schlechter. Aus diesem Grund gibt es heute klare Richtlinien, ab welchem Grad der Schwerhörigkeit der Hals-Nasen-Ohren-Arzt ein Hörgerät verordnen darf und soll.

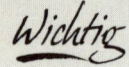 Prinzipiell gilt: Je eher ein Hörgerät angeschafft wird, desto besser!

Info Die häufigsten Fragen zu den Hörgeräten

Brauche ich zwei Hörgeräte oder nur eines?

Antwort Bei beiderseitiger Schwerhörigkeit sollten auch beide Ohren mit einem Hörgerät versorgt werden! Das zentrale Hörsystem im Gehirn ist von Geburt an auf das Hören mit zwei Ohren angewiesen. Hört ein Ohr normal, so ist dennoch eine Hörgeräteversorgung für das kranke, schlechter hörende Ohr sinnvoll, um einen möglichst normalen Höreindruck und die ungestörte Kommunikation in Gesellschaft zu erreichen.

Wie komme ich zu einem Hörgerät?

Antwort Der Hals-Nasen-Ohren-Arzt stellt einen Verordnungsbogen zur Anpassung eines Hörgerätes aus. Mit diesem Verordnungsbogen gehen Sie zum Hörgeräte-Akustiker, der Sie entsprechend der Art Ihrer Schwerhörigkeit berät, ein Hörgerät aussucht und einstellt. Das ausgesuchte Gerät bekommen Sie kostenlos zum »Ausprobieren« mit nach Hause.

Warum muss ich das Gerät zur Probe tragen?

Antwort Auch die besten Messgeräte können nicht vollständig nachempfinden, wie Sie mit dem Hörgerät hören werden. Dazu kommt, dass sich das Gehirn durch Training an das Hörgerät gewöhnen muss. Dieser Zeitraum des Probetragens kann niemals kürzer als zwei Wochen sein, um einen richtigen

Eindruck zu gewinnen. Nutzen Sie diese Zeit, um zu versu-
chen, in möglichst vielen verschiedenen Situationen mit dem
Hörgerät zurechtzukommen. Erst nachdem Sie und der Hör-
geräte-Akustiker überzeugt sind, das richtige Modell ausge-
wählt zu haben, suchen Sie wieder den HNO-Arzt auf, der an-
hand einer Hörprüfung mit und ohne Hörgerät den Hörge-
winn überprüft. Mit der Unterschrift des Hals-Nasen-Ohren-
Arztes wird die Hörgeräteanpassung abgeschlossen und von
der Krankenkasse akzeptiert.

Wer übernimmt die Kosten?

Antwort Im Allgemeinen werden die Kosten für das Hör-
gerät von der Krankenkasse übernommen, die Batterien zur
Stromversorgung des Hörgerätes zahlt der Patient selbst. Be-
sondere technische Einrichtungen des Hörgerätes und beson-
dere Modelle werden nicht vollständig von der Krankenkasse
bezahlt, sodass der Patient unter Umständen einen eigenen
Anteil bezahlen muss. Lassen Sie sich gut beraten.

**Was ist sinnvoller, ein Hörgerät im Ohr oder hinter
dem Ohr?**

Antwort Die herkömmliche Methode ist das Tragen hinter
dem Ohr (HdO-Gerät). Die Elektronik ist in einem Kunststoff-
gehäuse fast unsichtbar hinter der Ohrmuschel versteckt, der
Schall wird auf das so genannte Ohrpassstück in der Ohrmu-

schel bzw. im Gehörgang übertragen. Viele Menschen möchten ein möglichst klein im Gehörgang angepasstes Hörgerät, denn in der Ohrmuschel oder sogar im Gehörgang tragbare Geräte sind ja heute schon auf dem Markt. Von den Krankenkassen wird allerdings ein Im-Ohr-Gerät nur ganz bezahlt, wenn ein HdO-Gerät nicht den gewünschten Effekt erzielen konnte.

Wie sieht die Nachbetreuung aus?

Antwort Für technische Probleme steht der Hörgeräte-Akustiker bereit. Bei Problemen, die beim Tragen des Hörgerätes auftreten, sollten Sie den Hals-Nasen-Ohren-Arzt befragen. Das Gerät kann durch Ohrenschmalz verstopft werden. Deshalb kann ein regelmäßiges Reinigen des Gehörganges unter dem Mikroskop notwendig werden. Der zeitliche Abstand dieser Ohrreinigungen ist von Patient zu Patient unterschiedlich und liegt bei drei Monaten bis einem halben Jahr.

Warum muss ich bei Ohrgeräuschen ein Hörgerät tragen?

Antwort Ist das Ohrgeräusch mit Schwerhörigkeit verbunden, kann das Hörgerät helfen, vom Ohrgeräusch abzulenken. Es überträgt die Geräuschkulisse des Alltags ans Ohr. Der Patient fühlt sich dadurch dem Ohrgeräusch nicht mehr so ausgesetzt und kann es besser ertragen. Soll ein gleichzei-

tiges Retraining durchgeführt werden, so kann der dazu notwendige Rauschgenerator mit einem Hörgerät kombiniert werden.

Wann soll ich das Hörgerät tragen?

Antwort Es ist ratsam, das Hörgerät möglichst den ganzen Tag über zu tragen. Erst dann gewöhnen sich die Ohren und vor allem das zentrale Hörsystem an die technische Hilfe – eine Voraussetzung für das Gefühl, mit dem Hörgerät deutlich besser hören zu können.

Wie lange hält ein Hörgerät?

Antwort Das Hörgerät ist so gebaut, dass es den täglichen Einsatz etliche Jahre überstehen kann. Die Krankenkasse übernimmt die Kosten für ein neues Hörgerät, wenn das alte etwa fünf bis sechs Jahre getragen wurde.

Tinnitus-Klinik: Für Sie geeignet?

In den letzten Jahren sind immer mehr Tinnitus-Kliniken entstanden. Dort werden Patienten behandelt, die unter einem chronischen Ohrgeräusch leiden. Ein Klinikaufenthalt zur Behandlung eines Tinnitus ist dann sinnvoll, wenn der Patient mit dem Ohrgeräusch nicht mehr leben kann, wenn die normale soziale Entwicklung und das Berufsleben gefährdet sind. Vom therapeutischen Ansatz her unterscheiden sich die verschiedenen Tinnitus-Kliniken: Einige folgen dem psychosomatischen Therapieansatz und verhelfen den Patienten zu einer Tinnitusbewältigung, das heißt zu einem Leben mit Tinnitus; andere bieten vielfältige therapeutische Methoden zur eigentlichen Tinnitusbehandlung an.

Psychosomatische Behandlung

In einer Klinik wird der Patient mit einem Stab von psychologischen Mitarbeitern und Therapeuten zu dem Ziel geführt, sein Leben mit vorhandenem Tinnitus zu gestalten. Er soll lernen, dass er seinen Tinnitus beherrscht und nicht umgekehrt.

Bevor der Patient in eine solche Klinik eingewiesen wird, müssen die Diagnostik und die Akuttherapie abgeschlossen sein. Der Patient darf nicht erwarten, dass in einer solchen Klinik Maßnahmen ergriffen werden, die das Ohrgeräusch leiser

Info   **Tinnitus-Tagebuch**

Um Schwankungen in der Belästigung durch den Tinnitus feststellen und analysieren zu können, ist besonders während eines Klinikaufenthaltes vorübergehend (!) das Führen eines Tinnitus-Tagebuchs sinnvoll.

Zeichnen Sie darin täglich alles auf, was Sie im Zusammenhang mit dem Tinnitus erleben: Ihre Gefühle und Begleitumstände wie Lautheit, Kontrolle, Stimmung, Ihre Einstellung zum Therapieerfolg usw. Das Tinnitus-Tagebuch ermöglicht besonders gut, die Veränderungen während der Therapie zu beurteilen. Dieses aus der Verhaltenstherapie stammende Verfahren dient zur Selbstbeobachtung des chronischen Symptoms und der damit verbundenen seelischen und körperlichen Aspekte. Darüber hinaus motiviert es nicht nur Sie, sondern auch den Therapeuten.

werden lassen oder gar zum Verschwinden bringen. Vielmehr lernt der Patient, den Problemkreis Tinnitus zu bewältigen. Ein Klinikaufenthalt ist deshalb sinnvoll, weil parallel etliche Therapieansätze angewandt werden können, die gemeinsam eine breitere Wirkung erzielen. Zu den psychologischen Therapien gehören körpertherapeutische Verfahren, die in Einzel- und Gruppentherapie durchgeführt werden. Die Gruppentherapie ermöglicht das Miterleben persönlicher Probleme anderer Tinnitus-Patienten, das Sich-Öffnen und den Austausch individueller Verarbeitungs- und Kompensationsmaßnahmen.

Pragmatische Behandlung

Die zweite Art von Tinnitus-Klinik hat als Ziel, den Tinnitus zum Verschwinden zu bringen, und setzt hierfür zahlreiche schulmedizinische und alternative Heilmittel ein. Im Gegensatz zu diesem hochgesteckten Ziel darf der an chronischem Tinnitus leidende Patient aber nicht mit der Erwartung in diese Kliniken gehen, sein Ohrgeräusch könne völlig verschwinden. Die Anwendungen in dieser Klinik können zu einer Linderung führen. Ein Versprechen, den Tinnitus »wegbehandeln« zu können, wäre unehrlich. Die Entscheidung, ob ein Patient eine solche Klinik aufsuchen soll, hängt von zwei Faktoren ab:

- von der jeweiligen Belastung durch den Tinnitus, der psychischen Kompensation: Sind Störungen auf seelischem oder sozialem Gebiet abzusehen oder bereits vorhanden, sollte unbedingt eine Klinik mit psychosomatischem Therapieansatz gewählt werden. Steht der Wunsch nach einer Erholung im Sinne einer Kur im Vordergrund, kann eine Klinik mit einem auch in anderer Hinsicht breit gefächerten Therapieangebot sinnvoll sein.

- vom finanziellen Aspekt: Letztlich ist die Entscheidung bei der Auswahl der Klinik vom finanziellen Aufwand abhängig, denn die Kosten für diese Tinnitus-Kliniken sind häufig selbst zu tragen.

Die Deutsche Tinnitus-Liga prüft ständig die Qualität der Kliniken, erarbeitet mit ihnen neue Therapien und gibt Auskunft, bei welchen Kliniken die Patienten gut aufgehoben sind.

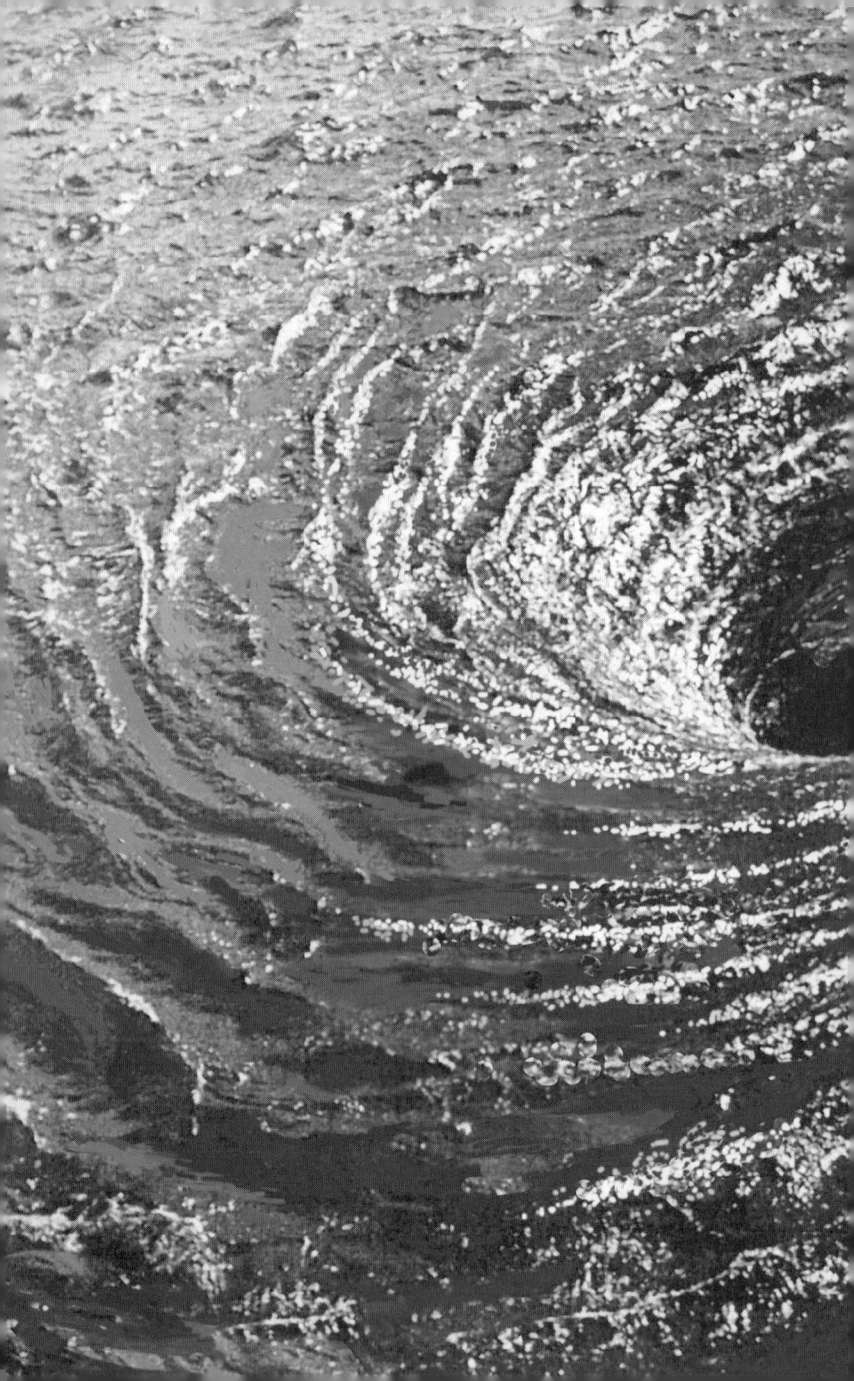

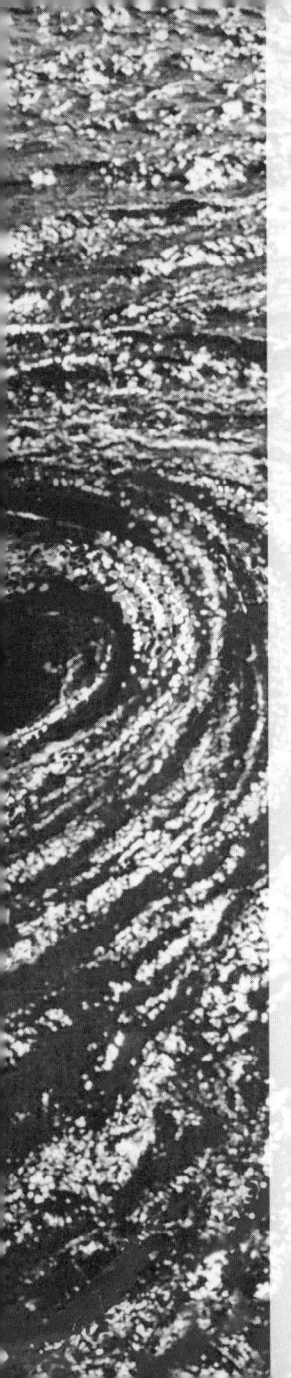

Ergänzende Therapien

Heute können Sie aus einer großen Zahl von Körpertherapien und alternativen Therapien auswählen, die Ihnen helfen, Ihr Wohlbefinden zu steigern.

Körpertherapien bei Tinnitus von A–Z

Unter dem Begriff »Körpertherapien« werden diejenigen Therapieformen zusammengefasst, die im Sinne einer ganzheitlichen Behandlung dem ganzen Körper guttun sollen. Diese Therapien wirken also nicht spezifisch auf das Hörsystem, sondern unspezifisch positiv auf das gesamte Körperempfinden. Im Vordergrund steht der entspannende Effekt dieser Therapiemaßnahmen.

Körpertherapien sind ein wichtiger Bestandteil der Tinnitus-Behandlung. Bei der stationären Therapie werden sie immer angeboten; ihre Bedeutung ist aber auch bei der ambulanten Betreuung der Patienten unbestritten. Die Körpertherapien zeichnen sich ganz besonders dadurch aus, dass sie eine intensive Entspannung erreichen. Diese Entspannung wirkt sich z. B. auf die Muskulatur der Halswirbelsäule, der Kiefergelenke aus; sie führt jedoch auch dazu, dass Sie sich ganz einfach wohlfühlen, und sind damit eine Quelle positiven Empfindens. Somit sind die Körpertherapien nützlich für den Stressabbau und die emotionale Entkoppelung vom lästigen Ohrensausen.

Therapiewahl – Worauf Sie achten sollten

Der Erfolg der Körpertherapien ist von mehreren Faktoren abhängig:

- **Die innere Bereitschaft, sich auf die Therapie und die Entspannung einzulassen.** Persönliche Neigungen und Abneigungen spielen bei der Akzeptanz der jeweiligen Körpertherapie eine große Rolle. So empfindet der eine oder andere Patient z. B. eine Körpertherapie als unangenehm, die mit Partnerübungen verbunden ist oder stark suggestive Einflüsse hat, und bringt daher nicht die nötige Motivation auf. Gewinn bringt die Körpertherapie immer dann, wenn der Patient aktiv mitarbeitet und lernt, die Methode unabhängig von einem Lehrer zu Hause durchzuführen.

- **Die Persönlichkeit des Therapeuten.** Bei jeder Behandlung spielen so genannte Placebowirkungen eine Rolle (placebo, lat.: »ich gefalle«). Damit ist gemeint, dass die Erscheinung des Therapeuten und seine Ausstrahlung den Erfolg einer Therapie mitbestimmen (oder sogar ausschließlich bestimmen). Zu- oder Abneigungen gegenüber dem Therapeuten müssen deshalb als normale zwischenmenschliche Erscheinungen akzeptiert werden, ohne sie als gut oder schlecht zu werten.

- **Umgebung.** Nicht unberücksichtigt bleiben darf die Umgebung der Schulung, die ebenfalls die Motivation des Patienten positiv beeinflusst, und schließlich die Gruppengröße und die Zusammensetzung der Gruppe.

Viele Körper- und Entspannungstherapien, die Sie im Folgenden finden, werden von den örtlichen Volkshochschulen und auch von Krankenkassen angeboten. Zum Teil werden die Kosten auch von den Krankenkassen übernommen. Deshalb lohnt es sich meistens, bei diesen Institutionen anzufragen. Je nach Neigung des Patienten und je nach Belastung durch das Ohrgeräusch kann aber auch eine Einzeltherapie notwendig werden.

Alexander-Technik

Dieses Verfahren wurde von dem Australier M. Alexander entwickelt. Durch diese Therapie werden die richtige Bewegung und Haltung des Körpers erlernt, da beide im direkten Zusammenhang mit Krankheit und Gesundheit gesehen werden. In strengen Lektionen wird der Patient mit den Richtlinien zur korrekten Körperhaltung und Bewegung vertraut gemacht. Er erhält eine intensive Körperschulung und lernt, sehr genau auf die Körperkontrolle zu achten.

Die Alexander-Technik beschäftigt sich aber auch mit der richtigen Ernährung, die auf den allgemein gültigen Empfehlungen beruht: nicht zu fett, wenig Fleisch, Verzicht auf chemisch behandelte Nahrungsmittel u. a. Die Alexander-Prinzipien werden von speziell dafür ausgebildeten Ärzten oder Physiotherapeuten vermittelt.

Atemtherapie

Die Schulung der richtigen Atmung ist wichtiger Bestandteil verbreiteter Körpertherapien. Falsche Atemtechnik kann zu vielen Beschwerden führen und beeinflusst auch den Bewegungsapparat negativ. Die richtige Atemtechnik und das Konzentrieren auf die Atmung bewirken eine allgemeine Entspannung. Atemtherapie ist daher besonders bei Schlafstörungen sehr nützlich. Die Atemtherapien werden von Krankengymnasten und Masseuren gelehrt, sie sind aber auch fester Bestandteil des Yoga und des Autogenen Trainings.

Autogenes Training

Bei der Behandlung von Tinnitus-Patienten spielt das Autogene Training eine große Rolle. Durch Beeinflussung der Gedankenwelt (Selbstsuggestion) lernt der Anwender, Gliedmaßen, das Herz-Kreislauf-System und das vegetative Nervensystem zu entspannen und zu beruhigen. Das Autogene Training kann in Wochenkursen erlernt und sollte täglich angewandt werden. Der positive Effekt tritt meistens erst nach monatelangem Üben auf, ist dann jedoch von nachhaltiger Wirkung. Autogenes Training immunisiert gegen Stress, baut negative Gedanken ab, erhöht die Belastbarkeit, verbessert Ein- und Durchschlafen und löst Ängste.

Im Hinblick auf die Ohrgeräusche kann das Autogene Training helfen, von der inneren Fixierung auf die Ohrgeräusche loszukommen und über sie hinwegzuhören. Diese Therapie ist daher auch im Rahmen des Retrainings sehr willkommen.

Biofeedback

Joe Kamiya, ein Amerikaner, war der Entdecker des Biofeedbacks. Er stellte fest, dass der Mensch seine Gehirnaktivität selbst beeinflussen kann, unterstützt durch spezifisches Training an einem Gerät, das die Gehirnströme aufzeichnet und sichtbar macht. Das technische Gerät misst also Körperfunktionen und gibt dem Patienten ein positives Signal, wenn er richtig übt. Dadurch wird das Übungsziel positiv verstärkt. Das Biofeedback wird heute nicht nur zur Messung von Gehirnströmen verwendet, sondern auch zur Kontrolle des Entspannungszustandes bestimmter Muskeln und Muskelgruppen. Da das Biofeedback immer an ein technisches Gerät gebunden ist, ist die Anwendung der Therapie weitgehend Kliniken vorbehalten. Bei Tinnitus-Patienten ist das Muskel-Biofeedback zu empfehlen, wenn die Muskulatur des Nackens und des Kiefergelenkes stark verspannt ist.

Farbtherapie

Der Einfluss von Farben auf das vegetative Nervensystem und auf die Psyche ist bekannt, und so wird die Farbtherapie, meistens zusätzlich zu anderen Therapien, eingesetzt. Sicherlich kann die Farbtherapie nicht das Krankheitsbild Tinnitus beseitigen, aber ihre suggestive Wirkung kann eine wertvolle Hilfe sein. Bei dieser Therapie wird der Patient in einen Raum mit einem bestimmten Licht gebracht, gelegentlich wird die Farbe von Musik begleitet. Die erkrankten Körperstellen werden oft mit einer bestimmten Farbe beschienen oder die Farben aufgelegt. Die Therapie ist völlig ungefährlich und darf mit allen anderen Therapiemethoden kombiniert werden. Meistens wird sie in der Klinik angewandt.

Feldenkrais-Therapie

Die Körpertherapie nach Feldenkrais, einem israelischen Physiker, versteht sich als aktiver Lernprozess, der beim »Studenten« ein hohes Maß an Motivation, Interesse und Neugier an seiner persönlichen Entwicklung voraussetzt. Die Methode macht sich das große Lernpotenzial des Menschen zunutze, um gewohnheitsmäßige, die Vitalität einschränkende Bewegungs- und Verhaltensmuster zum Bewusstsein zu bringen und aufzubrechen.

Der Zusammenhang von Denken, Spüren, Wahrnehmen und Bewegen wird in z. T. ungewohnten, sanften und langsamen Bewegungen entweder in Einzelbehandlungen oder im Gruppenunterricht erforscht. Den Teilnehmern wird durch präzise strukturierte Bewegungsabläufe und verbale Erklärung ein intensives Körperbewusstsein vermittelt. Der Kreativität und Spontaneität sind bei der Auswahl und Durchführung der Körperübungen keine Grenzen gesetzt. Die neugefundene Bewegungsfreiheit führt zur Lösung chronischer Muskelverspannungen und zur Verminderung von Schmerzen, zu einer verbesserten Haltung und zu umfassendem körperlichen und psychischen Wohlbefinden.

»Genusstraining«

Das, was von Verhaltenstherapeuten auch im professionellen Bereich als Genusstraining bezeichnet wird, ist eine der wichtigsten Maßnahmen, die der von Tinnitus Geplagte selbst durchführen kann und muss.

Viele Tinnitusbetroffene sind von ihrem Leiden erschöpft und niedergeschlagen. Sie ziehen sich zurück und laufen Gefahr, sich dem Tinnitus mehr und mehr auszuliefern. Das Genusstraining besteht zunächst einmal darin, sich diese Tatsache bewusst zu machen. Sich wenigstens zeitweilig wieder aktiv am gesellschaftlichen Leben zu beteiligen und sich auf angenehme Dinge zu konzentrieren ist eine der wichtigsten Maßnahmen zur Ablenkung von dem lästigen Begleiter! Anfänglich vielleicht noch schwierig wird es mehr und mehr dazu kommen, dass das »sich was Gutes tun« zu einer effektiven Ablenkung vom Ohrgeräusch und vielleicht zu seinem Vergessen führt.

Der folgende Katalog soll dazu nur Ideen geben. Die Aus-

Info Gönnen Sie sich etwas Gutes!

- Treffen Sie sich wieder einmal mit Freunden.
- Gehen Sie gut essen.
- Gehen Sie ins Kino (bei einer bestehenden Lärmempfindlichkeit am Anfang durchaus mit Gehörschutz).
- Gehen Sie tanzen (bei bestehender Lärmempfindlichkeit am Anfang durchaus mit Gehörschutz).
- Unternehmen Sie eine Reise.
- Legen Sie sich ein Haustier zu.
- Lesen Sie ein spannendes Buch.
- Unternehmen Sie eine Wanderung.
- Genießen Sie einfach bewusst eine Tafel Schokolade.

wahl einzelner »Genussartikel« muss jeder selbst bestimmen. Auch wenn in der aktuellen Situation das eine oder andere nicht mit dem positiven Empfinden wie früher verbunden ist, wird die Durchführung trotzdem empfohlen. Ein Genusstraining ist im wörtlichen Sinne als Training gemeint, und jedes Training wird am Anfang Mühe kosten. Mit einem gewissen Trainingserfolg wird sich wieder positives Erleben mit den »Genüssen« verknüpfen lassen.

Gestaltungstherapie

Diese Art der Psychotherapie taucht in verschiedenartiger Form auf, z. B. als Kunsttherapie, Musik-, Tanz-, Modellier- oder Zeichentherapie, meist in der stationären Tinnitus-Behandlung. Im Laufe seines Lebens baut der Mensch in persönlichen Anpassungsprozessen und zwischenmenschlichen Konflikten bestimmte Verhaltensmuster auf, die störend sein können. Mithilfe der genannten Gestaltungsmöglichkeiten versinnbildlicht oder artikuliert der Patient die Personen, Gefühle oder Spannungen, die ihn stören.

Richtig angewandt, kommen Hemmungen und Frustrationen an die Oberfläche; sie werden vom erfahrenen Therapeut und vom Patient erkannt und können dann wirksam behandelt werden.

Hydrotherapie

Die Behandlung mit Wasser (Hydrotherapie) in verschiedensten Anwendungsformen gehört zu den klassischen Naturheilmethoden, wird seit Jahrtausenden eingesetzt und nimmt auch

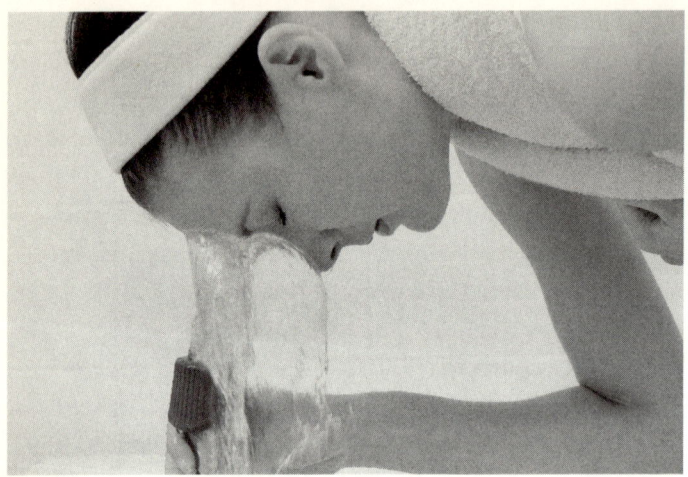

heute noch einen wichtigen Platz in der Heilkunde ein, vor allem in Kuranwendungen und im stationären Bereich. Obwohl sie streng genommen nicht zu den Körpertherapien, sondern zu den physikalischen Maßnahmen zählt, soll die Hydrotherapie wegen ihrer positiven körperlichen Effekte und ihrer unkomplizierten Anwendbarkeit hier ebenfalls erwähnt werden.

Kälte, Wärme und Hitze werden in Form von Güssen, Abreibungen, Wickeln, Waschungen, Moor- und Schlammbädern, Fangopackungen bis hin zur Sauna verabreicht. Diese Maßnahmen wirken beruhigend und stabilisieren das vegetative Nervensystem. Damit fördern sie auch den Abbau von Stressfolgen. Es ist nützlich, wenn Tinnitus-Patienten einen Teil der Anwendungen nach einem Kuraufenthalt zu Hause fortsetzen, z. B. in Form kalter Waschungen und Güsse oder einer Sauna.

Die positiven Wirkungen bleiben so auch im Alltagsleben erhalten und stabilisieren die körperliche und seelische Gesundheit.

Kunstsinnige Therapie

Musik und Tanz sind die wesentlichen Bestandteile der kunstsinnigen Therapie, die vor allem in der Anthroposophie ein fester Bestandteil der Heilkunde ist. Der Patient beschäftigt sich damit, Klänge, Töne, Rhythmen, aber auch Motive in Bewegungen auszudrücken. Es gelingt damit, Ängste, Trauer und Schuldgefühle zu bewältigen; aber auch überschüssige Energien, angestaut durch Frustration und Wut, können abreagiert werden. Diese Therapie wirkt sich positiv auf den ganzen Körper aus, vor allem aber auf den Bewegungsapparat. Wer gern tanzt und sich der Musik hingibt, findet in dieser Therapieform sicherlich eine positive Quelle persönlichen Wohlbefindens.

Eine andere Richtung der kunstsinnigen Therapie benutzt das Malen oder Zeichnen, um Gefühle abzuarbeiten. Dabei dienen die gefertigten Formen und Farbmischungen weniger der Analyse von inneren und psychischen Problemen als bei der Gestaltungstherapie.

Meditation

Die vor allem in Indien und im Fernen Osten seit Jahrtausenden geübte Kunst der Meditation hat sich mittlerweile auch im Westen ihren festen Platz erobert. Sie ist ein wesentlicher Bestandteil vieler anderer Techniken, wie z. B. des Yoga oder des Autogenen Trainings. Aber auch als selbstständige Körpertherapie wird die Meditation angewandt. Sie führt zur inneren Ruhe und ist nicht prinzipiell mit einer bestimmten Glaubensrichtung zu verbinden. Die Technik der Meditation beruht darauf, bewusst zu entspannen, innerlich auszuruhen und sich selbst kennen zu lernen. Dabei lernen Sie, den Alltag und die Welt um sich herum unberücksichtigt zu lassen. Richtige Meditation ist eine Art Selbsthypnose. Sie kann durch fachmännische Anleitung gelernt werden und ist vor allem bei Ängsten, Schlaflosigkeit, Stress und psychischer Labilität erfolgreich. Sinnvollerweise sollte sie als Bestandteil anderer Therapien, z. B. in Kombination mit dem Autogenen Training, angewandt werden.

Progressive Entspannung nach Jacobson

Diese Methode ist ein Klassiker unter den Entspannungstechniken. Sie baut die Folgen übermäßigen Stresses ab und ist deshalb bei allen körperlichen und psychosomatischen Beschwerden nützlich, aber auch in Phasen der Trauer und bei Schlaflosigkeit. Das Übungsprogramm beginnt mit gezielter Muskelanspannung, um die darauf folgende Entspannung bewusst erlebbar zu machen. Neben der Entspannung wird auch eine verbesserte Atemtechnik gelehrt. Die progressive Entspannung nach Jacobson ist relativ einfach zu erlernen. Der positive Effekt tritt allerdings auch hier erst ein, wenn die Methode zu Hause konsequent angewandt wird.

T'ai-Chi

Die bei uns auch als »Schattenboxen« bekannten fernöstlichen und in China als »Volkssport« betriebenen Bewegungsübungen vereinigen Atmung und Bewegung in einem strengen Ritual. T'ai-Chi wirkt in dieser Anwendungsweise entspannend und fördert die Körperkondition und -koordination. Damit stabilisiert es unspezifisch bei Nervosität und psychischen Problemen. Einer Umfrage der Deutschen Tinnitus-Liga zufolge profitierten alle Tinnitus-Patienten, die T'ai-Chi erlernten, gut von dieser Methode.

Yoga

Neben dem Autogenen Training ist Yoga in unserer Kultur die am weitesten verbreitete Körper- und Bewegungslehre. Sie umfasst körperliche Selbsterziehung, Konzentrationslehre, Sport, Atmung und Entspannung, eine Reihe von Körperübungen und Meditation für Geist und Körper. Yoga stammt aus dem Indischen und ist schon vor Jahrtausenden dort ausgeübt worden. Den Westen eroberte sich diese »Methode« erst in den 50er Jahren.

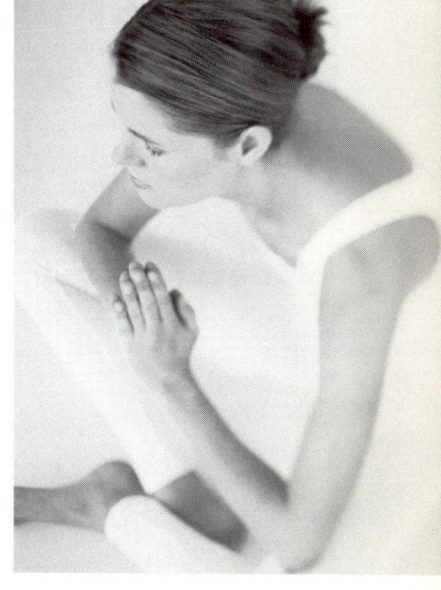

Es gibt sehr viele Arten von Yoga, die Variationen hängen von der jeweiligen Ausbildung des Yogalehrers ab. Die Ausbildung ist allerdings nicht geregelt, sodass man, wie bei jeder anderen Körpertherapie auch,

Yogalehrern mit unterschiedlicher Motivationskraft und Ausstrahlung begegnet. Auch hängt es vom Lehrer ab, inwieweit fernöstliche Philosophien und religiöse Lehren in die Übungen miteinfließen und andere Lebensbereiche wie Ernährung und Partnerschaft berührt werden. Eine verantwortungsvolle Lehrkraft wird die Anpassung dieser fremden fernöstlichen Einflüsse an unsere Kultur ohne Zwänge für die Ausübenden durchführen können. Dann ist Yoga als weitere hervorragende Körpertherapie gerade auch für Tinnitus-Patienten zu empfehlen.

Alternative Methoden bei Tinnitus

Mit dem Begriff »alternative Heilverfahren« werden diejenigen Therapieformen beschrieben, die nicht nach den wissenschaftlich untersuchten Methoden der westlichen Schulmedizin arbeiten. Manche Therapien, wie z. B. die Akupunktur, haben aufgrund ihrer breiten, langjährigen Anwendung und den damit verbundenen Erfahrungen schon ihren festen Platz in unserer Medizin bekommen. Sie wirken »alternativ«, da ihre Wirkung mit anerkannten Theorien teilweise nicht erklärt werden kann. Allgemein wird die Selbstheilung des Körpers angeregt, statt die Heilung durch Medikamente oder Operationen zu »erzwingen«.

Die angebotenen Ergebnisse der verschiedenen Methoden sind kritisch zu sehen und einzuordnen. Die »Besserung« eines Tinnitus darf nicht nur auf das Symptom Tinnitus bezogen werden, sondern muss auch berücksichtigen, ob das Leben mit dem Ohrgeräusch positiv beeinflusst wurde. Bei der Therapie des akuten Tinnitus muss jeder »Erfolg« dahingehend hinterfragt werden, ob es sich nicht um eine Spontanheilung handelte oder ob im Sinne des Retrainings bei der zentralen Verarbeitung bereits ausgleichende Prozesse eingesetzt haben.

Ein Teil der alternativen Therapien wird von der Schulmedizin abgelehnt, meist deswegen, weil diese Therapien von falschen Voraussetzungen ausgehen, gesicherte Erkenntnisse über die Funktion gesunder und kranker Organe nicht berücksichtigen oder mit exakter Methodik gewonnene Ergebnisse falsch bzw. einseitig interpretieren. Ein Vorwurf betrifft häufig das fehlende Bemühen um eine Beweisführung. Die Vertreter alternativer Behandlungsmethoden berufen sich auf langjährige Erfahrungen oder Schilderungen von Einzelbeobachtungen. Ergebnisse exakter vergleichender Therapiestudien, die diese Erfahrungen untermauern, werden selten vorgelegt.

Worauf Sie achten sollten

Ein chronisches Ohrgeräusch kann auch mit alternativen Methoden nicht beseitigt werden, deshalb müssen Sie gerade diese Methoden in der Behandlung chronischer Ohrgeräusche kritisch überprüfen. Leider lässt sich beobachten, dass die Therapieangebote für chronischen Tinnitus, wie bei anderen chronischen Krankheiten auch, ausufern und offensichtlich hauptsächlich auf den wirtschaftlichen Gewinn des Therapeuten ausgerichtet sind. Der Patient greift nach jedem Strohhalm und ist oft nicht kritisch genug.

Die Bewertung der verschiedenen Methoden können Sie am ehesten durch Befragen von Patienten, bei denen eine derartige Methode angewandt wurde, vornehmen. In Selbsthilfeorganisationen und -gruppen ist dies ein wichtiges Thema. Dabei gilt es folgende Wirkprinzipien zu beachten:

- Jede Therapie, auch die der Schulmedizin, enthält einen so genannten Placeboeffekt, der, unabhängig von der Wirksamkeit des Verfahrens selbst, durch das Charisma des Arztes, die Art seiner Zuwendung und seiner positiven Ausstrahlung einen unschätzbaren Wert für die Bewältigung chronischer Krankheiten wie des chronischen Ohrgeräusches haben kann. So kann den alternativen Heilmethoden unter diesem Gesichtspunkt durchaus eine positive Wirkung zugesprochen werden.

- Das zweite Element der therapeutischen Wirksamkeit mancher Methoden beruht auf einer ausgesprochen suggestiven Wirkung, die gerade in Bezug auf die Bewältigung und Kompensation eines Ohrgeräusches sehr positiv sein kann (hierunter fällt z. B. die Hypnose).

- Eine dritte Wirkungsweise stellt die positive Beeinflussung der Körperenergien und der Selbstheilungskräfte dar.

Therapieformen, die auf diesen Prinzipien beruhen, müssen dann konsequenterweise nicht als alternativ, sondern als komplementär (ergänzend) zu schulmedizinischen und psychologischen Behandlungsmaßnahmen gesehen und angewandt werden.

Akupunktur

Die Akupunktur gehört zu den anerkannten Naturheilmethoden. Sie entwickelte sich aus fernöstlichen Philosophien bezüglich Krankheit und Gesundheit, die für den westlichen Menschen nicht ohne Weiteres verständlich sind.

Die Erfolge einer Akupunkturbehandlung verschiedenster Krankheitsbilder werden immer häufiger wissenschaftlich untersucht.

Mein Tipp *Sehr exakt durchgeführte Studien zeigen, dass ein chronisches Ohrgeräusch durch die Akupunktur zwar nicht beseitigt werden kann, dass die Begleitsymptome wie Schlaflosigkeit, Konzentrationsstörungen und andere jedoch positiv beeinflusst werden und dass das Geräusch auch gelindert werden kann. Die Anwendung hat also beim chronischen Ohrgeräusch ihren Sinn.*

Empfohlen wird anfangs zwei- bis dreimal wöchentlich eine Behandlung, später eine Behandlung wöchentlich. Abgeraten wird von der Elektro-Akupunktur (nicht zu verwechseln mit Laser-Akupunktur!) am Ohr, da sie unter kontrollierten Bedingungen die Ohrgeräusche teilweise verschlechtert hat. Therapeuten, die eine entsprechende Ausbildung haben, sollten auch Erfahrungen in der Tinnitus-Behandlung vorweisen können.

Akupressur. Bei dieser Variante der Akupunktur werden die Akupunkturpunkte nicht mit der Nadel gestochen oder mit dem Laser stimuliert, sondern mit der Fingerkuppe massiert. Die Wirksamkeit dieser Therapie wird vielfach angezweifelt, klinische kontrollierte Studien liegen nicht vor. Vorteilhaft ist bei der Akupressur, dass der Patient diese Therapie an sich selbst durchführen kann.

Aurikulotherapie (Ohrakupunktur). Auch die Aurikulotherapie ist eine Akupunkturvariante, bei der ausschließlich am Ohr lokalisierte Punkte behandelt werden. Es werden nicht nur Nadeln verwendet, sondern auch Massage, Magnetstäbchen, elek-

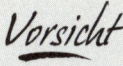 Sehen Sie eine angebotene Therapieform unbedingt als kritisch an, wenn sie

- als »monomane« (in etwa: einzig wahre) Heilmethode angewandt wird,

- eine starke und dauerhafte Abhängigkeit des Patienten vom Therapeuten schafft,

- eine völlige Beseitigung des Tinnitus verspricht und/oder

- ganz offensichtlich dem größtmöglichen Gewinn eines Therapeuten dient.

Die Deutsche Tinnitus-Liga hat eine Fülle an Erfahrungen Ihrer Mitglieder mit den verschiedensten Therapien gesammelt. Fragen Sie dort nach, bevor Sie sich auf eine kostspielige Therapie einlassen!

trischer Strom und Laserlicht. Die Therapie beruft sich auf die Behandlung von Reflexzonen und Energiezonen am Ohr. Auch Diagnostik ist über die Ohr-Akupunkturpunkte möglich. Bei Tinnitus ist die Wirksamkeit zweifelhaft.

Ayurveda

Die »Gesundheitslehre« des Ayurveda stammt aus Indien und ist unserem Kulturkreis sehr fremd. Bezüglich der Therapie erwartet der Ayurveda-Arzt von seinem Patienten ein großes aktives Engagement und strikten Gehorsam bezüglich der Therapieanwendungen. Diese umfassen neben Fasten unter anderem auch verschiedene Ernährungsvorschriften, Yoga, Farb-, Atem-, Klang- und Musikelemente. Einige Elemente der ayurvedischen Medizin werden an Tinnitus-Kliniken und von Heilpraktikern eingesetzt.

Mein Tipp *Ayurveda-Therapien werden oft als »Wellness« angeboten. Dies ist diese Medizin absolut nicht! Sie hat genauso ihre Nebenwirkungen. Deshalb erkundigen Sie sich genau nach der Erfahrung des betreuenden Arztes und lassen Sie sich nach einer ayurvedischen Diagnostik erst mal ausführlich beraten.*

Bach-Blütentherapie

Die Bach-Blütentherapie ist in gewisser Hinsicht eine Form der Kräuterheilkunde, die allerdings in der Nähe zur Homöopathie angesiedelt ist. Die Wirkung und das Prinzip sind suggestiv und kaum mit einer spezifischen pflanzlichen Wirkung vergleichbar. Edward Bach (1880–1936) entdeckte die Heilkraft gewisser Blumen. Er bereitete den Tau der Blumen als Heilmittel (Remedium) auf.

Die Wirkung der Heilmittel beruht darauf, eine gestörte Harmonie zwischen Persönlichkeit und Gemütszustand wiederherzustellen. Deshalb richtet sich die Bach-Blütentherapie vor allem auf die Heilung emotionaler und psychischer Störungen.

Mein Tipp *Diese Therapie ist völlig unschädlich. Ein positiver Effekt in der Behandlung chronischer Ohrgeräusche beruht vermutlich auf der Placebowirkung und der charismatischen Beein-*

flussung durch den Therapeuten. Unter diesem Gesichtspunkt kann sich die Bach-Blütentherapie bei Patienten, die in dieser Richtung empfänglich sind, positiv auf die Kompensation von Ohrgeräuschen auswirken.

Elektrotherapie des Ohres

Da die Abläufe im Innenohr mehr oder weniger auf elektrischer Weiterleitung von Impulsen beruhen, liegt die Möglichkeit nahe, diese Vorgänge durch elektrischen Strom therapeutisch zu beeinflussen. Aus dieser Überlegung heraus sind derzeit einige Studien im Gange, die sich mit der Elektrostimulation des Ohres befassen. In Deutschland wurde eine Zeit lang die so genannte Iontophorese propagiert, bei der durch Anwendung von Gleichstrom in Verbindung mit Lidocain im Gehörgang das Ohrgeräusch positiv beeinflusst werden sollte. Leider haben die Behandlungsergebnisse nicht das gezeigt, was erhofft wurde. Da zudem der apparative Aufwand hoch ist, wird diese Art der elektrischen Stimulation heute nicht mehr empfohlen.

Experimentelle Studien beschäftigen sich mit implantierten (eingepflanzten) Elektroden, die möglichst nahe am Innenohr platziert werden. Diese Studien laufen derzeit in Japan und England.

Mein Tipp Über einen therapeutischen Nutzen und damit über eine breitere Anwendung kann derzeit noch nicht entschieden werden, daher sollte man diesem Verfahren gegenüber sehr skeptisch sein.

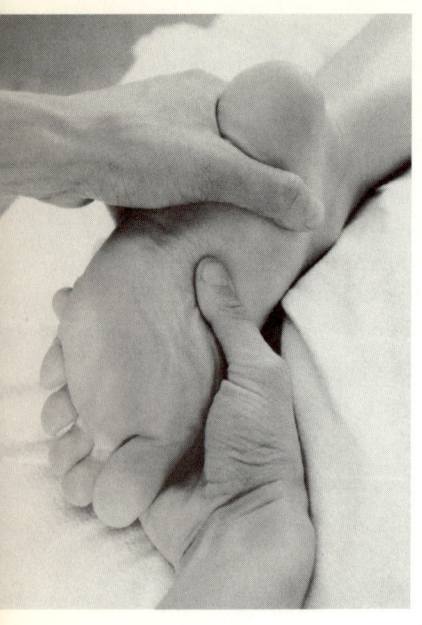

Fußreflexzonenmassage

Diese Therapie geht davon aus, dass alle Organe Verbindungen zu bestimmten Zonen der Fußsohlen haben. Das sehr alte therapeutische System hat in China und Indien seinen Ursprung und ist vermutlich genauso alt wie die Akupunktur. Auch die moderne Wissenschaft, insbesondere die Neuroanatomie und Neurophysiologie, verlässt heute die Ansicht, dass zwischen den Organen und dem Gehirn starre Nervenverbindungen existieren. Vielmehr müssen wir annehmen, dass unser Nerven- und Organsystem wie ein Telefonsystem funktioniert. Das heißt, dass Querverbindungen aller möglichen Nervenstrukturen und Organe untereinander denkbar sind. Aufgrund dieser weitreichenden nervalen Quervernetzungen ergeben sich die Therapieerfolge, die allerdings häufiger in der Behandlung von Funktionsstörungen der inneren Organe zu finden sind als in Bezug auf Ohrgeräusche.

Bei dieser Therapie werden die Fußsohlen mit dem Daumen massiert, besonders die Stellen, in denen das erkrankte Organ repräsentiert ist. Die Massage kann sich auch bis über das Bein ausdehnen. Die Reflexzonenmassage wird vor allem als begleitende und unterstützende Therapie angewandt.

Mein Tipp *Die Behandlung ist schmerzlos, ungefährlich und angenehm und kann als begleitende Maßnahme hilfreich sein.*

Homöopathie

In der Homöopathie soll im weitesten Sinne eine Heilung nicht durch ein Medikament »aufgezwungen« werden, sondern das gegebene Arzneimittel soll die Heilkraft des Körpers erhöhen. Das homöopathische Medikament dient als Informationsträger; die enthaltene Substanz ist aufgrund einer hohen Verdünnung chemisch teilweise nicht mehr nachweisbar.

Auch die homöopathische Behandlung wird immer häufiger einer wissenschaftlichen Beurteilung unterzogen. Ihre Anwendung setzt jedoch sehr viel Erfahrung voraus. Im Mittelpunkt des diagnostischen Interesses steht nicht die Krankheit, sondern der Mensch. Im diagnostischen Gespräch versucht der Homöopath, nicht nur die Krankengeschichte zu klären, sondern so genau wie möglich Informationen über die Lebensweise, die sozialen Umstände, die Konstitution und ganz besonders auch über die psychische Verfassung zu sammeln. Leider gibt es nur wenige Ärzte, die über eine fundierte Erfahrung in der Schulmedizin und gleichzeitig in der Homöopathie verfügen. Ein solcher Arzt wäre der beste Ansprechpartner. Wer bestimmte Ausbildungsrichtlinien erfüllt, kann die Bezeichnung »Homöopathie« im Arztschild führen.

Ein Konflikt kann für den Patienten daraus entstehen, dass die Homöopathie die gleichzeitige Anwendung bestimmter schulmedizinischer Maßnahmen und Medikamente verbietet. Dies führt zu einem Entweder-oder-Gefühl, das unglücklicherweise von einigen Ärzten verstärkt wird. Eine solche Entwicklung ist ungünstig.

Mein Tipp Homöopathie leistet gerade in der Behandlung der Begleitstörungen eines chronischen Tinnitus eine wertvolle Hilfe. Die homöopathische Behandlung als alleinige Therapie zur Kompensation eines Ohrgeräusches ist allerdings abzulehnen. Je nach Komplexität und Begleitsymptomatik dürfen andere Therapiemaßnahmen wie psychologische Beratung und Betreuung, Körpertherapien und das Retraining nicht vernachlässigt werden.

Hypnotherapie

Die Hypnose bei psychischen Beschwerden gehört im Grundprinzip nicht zu den alternativen Heilmethoden. Sie darf nicht als Therapie an sich, sondern als Technik, als Hilfsmittel zu einer Therapie gesehen werden. Die Hypnotherapie hat ihren festen Stand in der Psychotherapie. Zur Tinnitus-Behandlung wurde die Hypnotherapie bereits in einigen Kliniken eingeführt, ihr positiver Effekt ist gut untersucht. Im ambulanten Bereich ist die Zahl der Therapeuten, die die Hypnose auf das Krankheitsbild Tinnitus anwenden, allerdings noch gering. Dies liegt zum Teil auch hier am Missverständnis, diese Behandlung solle das Ohrgeräusch völlig wegbringen.

Die Fähigkeit zur Hypnose hängt nicht ab von Begabung oder von übersinnlichen Kräften, sondern sie ist eine Technik, die man erlernen kann. Die weit verbreiteten Ängste einer unkontrollierten Manipulierbarkeit sind unbegründet. Der Pati-

Info **Wie funktioniert die Hypnose?**

Der Therapeut versetzt den Patienten in eine Art Schwebezustand zwischen Wachen und Schlafen. Wissenschaftlich wurde bewiesen, dass ein besonderer Zustand der Gehirnaktivität eintritt: Teilweise schläft das Bewusstsein, aber das Unterbewusstsein ist erwacht. In diesem Zustand stellt der Hypnotiseur dem Patienten Fragen. Aus den Antworten können unter Umständen die Ursachen für vorliegende Beschwerden erkannt werden. Danach spricht der Therapeut zum Patienten und bringt Anregungen und Vorschläge ein. Durch den Zustand des Patienten dringen die Vorschläge im Idealfall tief ins Unterbewusstsein ein. Damit kann der Therapeut dem Patienten eigene Möglichkeiten, Talente, positive Ressourcen und Begabungen bewusst machen. Sehr sinnvoll ist es, ein individuelles Behandlungsprotokoll anzufertigen, zum Beispiel mithilfe von Kassetten, damit der Patient die Hypnose zu Hause als Autosuggestion fortsetzen kann.

Trotz der Ungefährlichkeit der Behandlung kommt dem Therapeuten eine große Verantwortung zu. Zu häufige Sitzungen bergen die Gefahr, dass die Schwelle gegenüber Fremdsuggestion generell herabgesetzt wird und man z. B. Versprechen aus der Werbung unkritischer als sonst beurteilt. Aus diesem Grunde sollte die Hypnosebehandlung ausschließlich Ärzten und Psychotherapeuten überlassen werden, die im Rahmen einer speziellen Ausbildung diese Technik gelernt haben.

ent darf grundsätzlich davon ausgehen, dass während der Sitzungen nichts geschieht, mit dem er nicht einverstanden wäre!

Mein Tipp *Die Hypnose kann bewirken, dass die Patienten ihr Ohrgeräusch als nicht mehr so störend empfinden. Beispielsweise kann das Ohrgeräusch durch Hypnose mit angenehmen Vorstellungen verknüpft werden. Die eher unspezifische, mit der Hypnose immer verbundene Entspannung löst Ängste. Durch eine verantwortungsvoll durchgeführte Anwendung bekommt der Patient eine Kontrolle über die negativen Attribute des Tinnitus und damit Freiräume für positive Gedanken und Maßnahmen. Als Hilfmittel im Rahmen einer umfassenden Therapie kann diese Methode empfohlen werden.*

Kinesiologie

Die Kinesiologie wird zu den manuellen Heilmethoden gerechnet. Sie ist inzwischen unter Krankengymnasten, auch Masseuren und Heilpraktikern verbreitet. Auch einige Ärzte arbeiten kinesiologisch. Grundlage der Kinesiologie ist die Idee, dass sich Funktionsstörungen in einer Schwäche bestimmter Muskeln oder Muskelgruppen äußern. Diese Muskeln erhalten dadurch zu wenig Energie (»Energieblockade«). Verschiedene Punkte im so genannten lymphatischen, neurovaskulären oder Meridiansystem können nun angeregt werden, um das Fließen der Energie wieder zu ermöglichen. Damit wird der Muskel oder das Organ wieder versorgt. Auch emotionale Blockaden können durch den Therapeuten erfragt werden, um sie anschließend positiv zu verarbeiten.

Mein Tipp Kinesiologie ist nicht als alleinige Therapie zu sehen. Sie wird – auch diagnostisch – von erfahrenen Therapeuten als »Instrument« im Rahmen einer ganzheitlichen Behandlung angewandt.

Klangtherapien

Etliche Klangtherapien haben sich einen hohen Stellenwert in der Behandlung des chronischen Ohrensausens erobert. Sie werden unter verschiedenen Gesichtspunkten durchgeführt, die in einzelnen Variationen zum Ausdruck kommen.

Entspannung und Meditation durch Musik und Klang. Musik und wohltuende Klänge können unsere Seele öffnen und sie zum Schwingen bringen. Meditative und beruhigende Musik kann ein ausgeprägtes Entspannungsgefühl, ein Loslassen von Stress und innerer Spannung bewirken. Es gibt hierzu eine Vielfalt von Musikkassetten und CDs, die diesen Effekt unterstützen. Das speziell für Tinnitus-Betroffene entwickelte Programm der Musiktherapeutin Annette Cramer bietet neben ausgewählter Entspannungsmusik eine Anleitung zur Tiefenentspannung und ein ausgeklügeltes Hörtraining. Dabei kann jeder Betroffene das Übungsprogramm auf sein individuelles Hörproblem abstimmen (siehe Anhang). Eine Entspannung ist damit jedoch nur zu erreichen, wenn Sie sich ihr hingeben können. Viele Tinnitus-Patienten sind innerlich so unruhig, dass sie das Anhören von Kassetten eher noch nervöser macht. In diesen Fällen genügen solche »Entspannungsprodukte« nicht. Hier kann z. B. Musik als Therapie eingesetzt werden.

Mein Tipp In der Hand von erfahrenen Musiktherapeuten ist die Musiktherapie sehr zu empfehlen – übrigens nicht nur bei Tinnitus. Die Tinnitus-Liga hilft Ihnen bei der Suche eines Therapeuten in Ihrer Nähe.

Info **Worauf Sie achten sollten!**

Bei der Musiktherapie werden zwei Formen unterschieden:

- Bei der aktiven Musiktherapie experimentiert der Patient selbst mit Musik, Rhythmen etc.

- Bei der rezeptiven Musiktherapie nimmt der Patient die Musik passiv auf.

Beide Verfahren können Emotionen und Konflikte erlebbar machen, und es kann gelingen, sie mithilfe der Musik zu bearbeiten. Musiktherapie, eine Form der Psychotherapie, muss jedoch von qualifiziertem Personal ausgeführt werden. Die ausgebildeten Therapeuten besitzen in Deutschland einen wissenschaftlichen Abschluss zum diplomierten Musiktherapeuten.

Klangtherapie nach Tomatis. Diese Therapie wird von den Anhängern der Methode in jüngster Zeit auch für die Tinnitus-Behandlung propagiert. Es handelt sich im Wesentlichen um ein Training, das das Hören im oberen Frequenzbereich schult und mit dem vor allen Dingen hochfrequente Ohrgeräusche reduziert werden sollen. Hierzu werden dem Patienten bei täglicher,

mehrstündiger Anwendung Klangtherapiekassetten über Kopfhörer leise eingespielt, bei denen die hohen Frequenzen verstärkt werden.

Diese Therapiemethode ist ebenfalls noch nicht überprüft.
Adressen von Anwendern dieser Methode können bei der Tinnitus-Liga erfragt werden. Von wissenschaftlicher und audiolo-
gischer Seite wird die Methode kritisch bewertet.

Kraniosakrale Technik

Die Kraniosakral-Therapie ist eine besondere Technik der Osteopathie, die wegen ihrer großen Bedeutung für die HNO-Heilkunde gesondert besprochen werden soll. Die kraniosakrale
Technik beschäftigt sich mit dem manuellen Diagnostizieren
und Behandeln von Störungen der Beweglichkeit der Achse, die
beim Schädelknochen beginnt, über die Wirbelsäule verläuft
und am Kreuzbein endet. Sie beruht darauf, dass diese Knochen durch den Strom der Gehirn- und Rückenmarksflüssigkeit
(Liquor) stetigen, geringen Bewegungen ausgesetzt sind, den so
genannten Pulsationen.

Diese Pulsationen sind tastbar, und die Vorstellungen der
Kraniosakraltherapeuten über die zirkulatorischen Zusammenhänge der Liquorsysteme stimmen überraschend gut mit den
entsprechenden Erkenntnissen der Schulmedizin überein. Finden diese Pulsationen nicht oder in pathologischem Umfang
statt, so ist der Therapeut in der Lage, die Beweglichkeit der
Schädelknochen durch sanfte Manipulationen wiederherzustellen. Solche Störungen finden sich nach allen Schädel-Hirn-
Traumen, aber auch bei Ménière-Kranken und bei chronischen

Entzündungen der Siebbeinregion, einer besonderen Region der Nasennebenhöhlen.

Leider wurden weltweit erst sehr wenige Erfahrungen von HNO-Spezialisten gesammelt, die in der Lage sind, diese Therapie auf ihrem Gebiet mitzubeurteilen. Es ist möglich, dass diese Therapietechnik in ein paar Jahren große Bedeutung erlangen wird. Therapeuten mit abgeschlossener Ausbildung und auch einer fundierten Erfahrung in der Osteopathie und der kraniosakralen Technik sind noch rar. Sie sind am ehesten unter Orthopäden, Krankengymnasten und gelegentlich Masseuren zu finden.

Mein Tipp *Die Kraniosakrale Therapie ist ein absolutes »Muss« im Rahmen einer osteopathischen Behandlung, wenn entsprechende Störungen festgestellt wurden.*

Magnetfeldtherapie

Die Magnetfeldtherapie ist ein bei orthopädischen Krankheitsbildern seit langem bekanntes und erfolgreich eingesetztes Verfahren zur Knorpelregeneration. Die Magnetfeldtherapie wird zum Beispiel bei Abnutzungserscheinungen im knorpeligen Bereich der Wirbelsäule eingesetzt. Die Anwendung an der Halswirbelsäule hat bei einer großen Zahl von Patienten, die gleichzeitig einen Tinnitus hatten, gezeigt, dass er positiv beeinflussbar war.

Mein Tipp *Wissenschaftliche Studien über die Funktionsweise und Wirksamkeit der Therapie liegen jedoch noch nicht vor.*

Informieren Sie sich bei der Deutschen Tinnitus-Liga, bevor Sie einer teuren Behandlung zustimmen.

Neuraltherapie

Der deutsche Arzt Ferdinand Huneke entwickelte um 1920 die Neuraltherapie in ihrer heutigen Form. Grundlage der Methode ist die Annahme, dass verschiedene Störfelder oder Irritationszonen chronische Krankheiten unterhalten können. Ausgenutzt wird die Tatsache, dass innere Organe mit der Haut in funktionellem Zusammenhang stehen.

Mithilfe der Neuraltherapie werden diese Störfelder über die entsprechenden Hautsegmente behandelt und von dort ausgehende, krankmachende elektrische Impulse beseitigt. Hierzu werden lokal wirkende Betäubungsmittel (Anästhetika) injiziert.

Steht ein Symptom tatsächlich mit einem Störfeld in Verbindung, dann verschwindet es charakteristischerweise sofort. Auch lokale, nicht durch ein Störfeld unterhaltene Störungen, z. B. Muskelverspannungen, können neuraltherapeutisch gut behandelt werden. In Bezug auf Ohrgeräusche eignet sich die Neuraltherapie daher besonders bei Störungen an der Halswirbelsäule und am Kiefergelenk.

Mein Tipp Es ist zweckmäßig, die Neuraltherapie bereits in *der Akutphase des Tinnitus anzuwenden.*

Osteopathie und Chirotherapie

Osteopathie und Chirotherapie wurden um 1900 in den USA begründet. Beide Schulen lehren die so genannte manuelle

Therapie am Körper. Durch **Chirotherapie** werden vornehmlich Gelenkblockierungen gelöst, in der **Osteopathie** werden noch mehr auch Bänder, Muskeln und Bindegewebe sowie innere Organe (Viszeraltherapie) und Körperflüssigkeiten in die Behandlung einbezogen. Diagnostik und Therapie werden bei beiden Verfahren rein manuell, also durch sorgfältiges Ertasten und Behandlung im engsten Wortsinne durchgeführt.

Mein Tipp *Osteopathie und Chirotherapie können beim akuten Ohrgeräusch in Einzelfällen überraschende Behandlungserfolge erzielen. Auch ein chronisches Ohrgeräusch kann durch Osteopathie, teils auch durch Chirotherapie, in vielen Fällen gelindert werden. Hierzu trägt auch der intensive Kontakt zwischen Therapeut und Patient bei. Chirotherapie durch ausgebildete Therapeuten ist erstattungsfähig.*

Die Osteopathie wird von den Krankenkassen nicht anerkannt und ist nur nach Einzelentscheidungen erstattungsfähig. Leider führt dieser Umstand dazu, dass viele Krankengymnasten als Heilpraktiker arbeiten, um diese Therapie rechtlich abgesichert ausüben zu können.

Einen osteopathisch arbeitenden Therapeuten mit absolvierter Ausbildung finden Sie unter **www.osteopathie.de**

Shiatsu
Shiatsu ist eine Massageform, die über fernöstliche Einflüsse zu uns gekommen ist und wahrscheinlich so alt ist wie die Akupunktur. Die Therapie gilt als eine Art Selbsttherapie; sie ist je-

doch nur nach einer gründlichen Ausbildung anwendbar. Zur Behandlung führt man eine leichte Massage bestimmter Punkte (Meridian-, Akupunkturpunkte) aus. Damit wird versucht, durch Stimulation die gestörten Energieströme wiederherzustellen. Es wird behauptet, dass eine sachkundig ausgeführte Shiatsumassage eine tiefe Wirkung habe. Wer sich gründlich ausbildet, kann sich auf verschiedene Art selbst massieren, sowohl zur Behandlung als auch zur Vorbeugung von Beschwerden. Darin liegt ein großer Vorteil dieser Methode.

Mein Tipp *Sie als Tinnitus-Patient können eine Stressimmunisierung herbeiführen, Schlafstörungen und verschiedene andere Begleitsymptome selbst behandeln und sich damit das Leben erleichtern.*

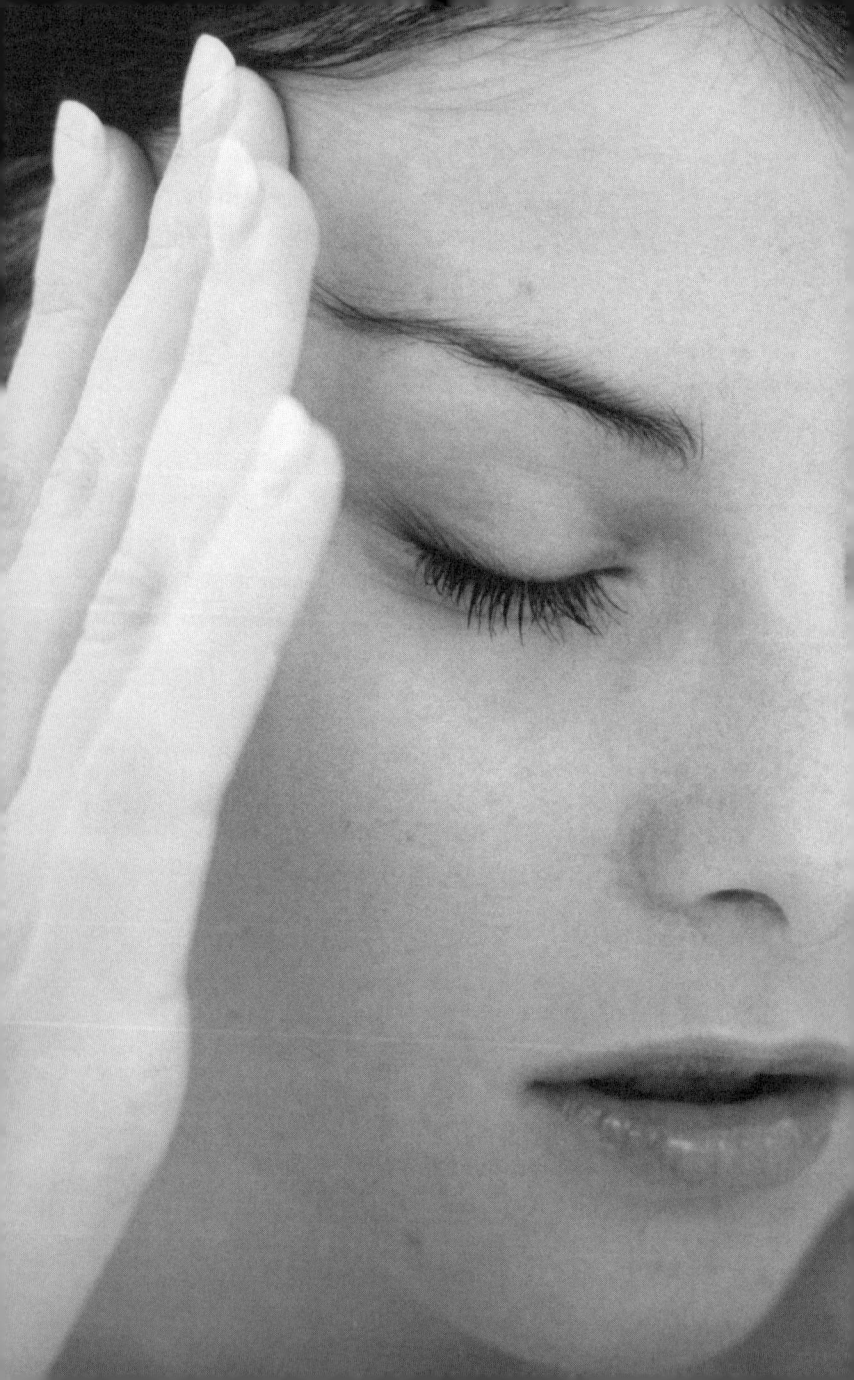

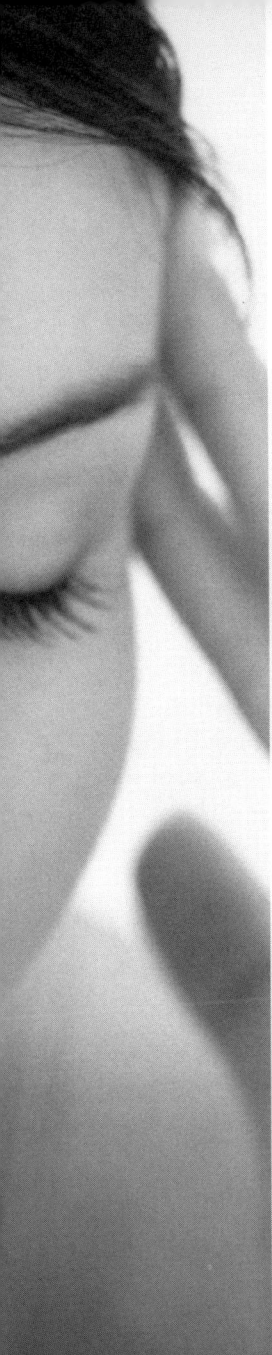

Selbsthilfe

Ihr Ohrgeräusch ist ein Hilferuf Ihres Körpers! Vermeiden Sie übermäßigen Stress und helfen Sie sich selbst mit erholsamem Schlaf, ausreichender Bewegung und gesunder Ernährung.

Was tun bei Stress?

Unser Leben ist ein ständiger Anpassungsprozess. In dem Moment, in dem es uns nicht gelingt, uns den Lebensumständen und Situationen anzupassen und ein Gleichgewicht zwischen Ruhe und Anstrengung im geistigen und körperlichen Bereich herzustellen, kann dies zu emotionalem und körperlichem Stress, Unglücklichsein und sogar Krankheit führen. Aus solchen Situationen heraus kann auch Tinnitus entstehen.

Wichtig Stress ist ein natürlicher Teil unseres Lebens. Stress ist etwas, das wir alle erfahren haben und das wir erfahren müssen, genauso wie wir Traurigkeit und Glück erfahren – manchmal Traurigkeit erfahren müssen, um zu wissen, was Glücklichsein bedeutet!

Die meisten Tinnitus-Patienten berichten, dass ihr Tinnitus schlimmer wird, wenn sie müde oder besorgt, also im Stress sind. Stress kann nicht immer vermieden werden, aber er kann erkannt und kontrolliert werden, bevor der Stress uns kontrolliert.

Stress betrifft unmittelbar vier Bereiche unseres Lebens und äußert sich auf verschiedenen Ebenen.

- **Geistige Ebene:** Stresssymptome auf geistiger Ebene sind Konzentrationsverlust, Verlust der Selbstzufriedenheit, Gedächtnisstörungen, Verlust an perspektivischem Denken, Entscheidungsprobleme, Müdigkeit, Schwierigkeiten im rationalen Denken.

- **Gefühlsebene:** Auf der Gefühlsebene weisen Gereiztheit, Aggressivität, Ängste, Panikattacken, Zynismus, Fatalismus, Depression, Unfreundlichkeit, Hoffnungslosigkeit, unsachliche Schuldgefühle, Traurigkeit auf zu hohen Stress hin.

- **Körperliche Ebene:** Verstärkte Muskelspannung, Schwindel, kalte Extremitäten mit Kaltschweißigkeit, trockener Mund, Unruhe, Kloßgefühl im Hals und Tinnitus (»Ich kann das nicht mehr hören«) sind körperliche Symptome.

- **Lebensstil:** Vermehrtes Rauchen und Trinken, gesteigerte oder verminderte Nahrungsaufnahme, verlängerter oder verminderter Schlaf, Nägelkauen, körperliche Vernachlässigung und mangelnde Hygiene, aggressives Autofahren, Überarbeitung und Arbeitssucht verraten den Gestressten.

Wie gestresst sind Sie?

1. Psychische Stressreaktionen

Addieren Sie die für Sie zutreffenden Punktzahlen!	nie	höchstens einmal pro Monat	häufiger als einmal pro Monat	einmal pro Woche	häufiger als einmal pro Woche	täglich
unbegründete Angst	0	1	2	3	4	5
Angst vor Zeitmangel	0	1	2	3	4	5
Depressionen	0	1	2	3	4	5
Gefühl der Hoffnungslosigkeit	0	1	2	3	4	5
Gefühl der Hilflosigkeit	0	1	2	3	4	5
Verärgerung (mit und ohne Grund)	0	1	2	3	4	5
Wut	0	1	2	3	4	5
leichte Reizbarkeit	0	1	2	3	4	5
Frustration	0	1	2	3	4	5
Langeweile	0	1	2	3	4	5
Ruhelosigkeit	0	1	2	3	4	5
vermindertes Selbstwertgefühl	0	1	2	3	4	5
Zukunftsangst	0	1	2	3	4	5
Gesamtpunktzahl						

Auswertung

0–25 Punkte: Sie haben keine Probleme, mit Stress umzugehen.

26–35 Punkte: Sie haben immer wieder Schwierigkeiten, mit Stress umzugehen. Deshalb sollten Sie Techniken der Stressbewältigung erlernen oder verbessern.

36–60 Punkte: Es ist höchste Zeit, sich mit Methoden der Stressbewältigung zu beschäftigen. Ihre Gesundheit ist in Gefahr.

Über 60 Punkte: Sie sind nicht in der Lage, mit Stress umzugehen.

2. Körperliche Stressreaktionen

Addieren Sie die für Sie zutreffenden Punktzahlen!	nie	höchstens einmal pro Monat	häufiger als einmal pro Monat	einmal pro Woche	häufiger als einmal pro Woche	täglich
Beklemmung (Enge) in der Brust	0	1	2	3	4	5
Herzklopfen	0	1	2	3	4	5
Herzrasen (Tachykardie)	0	1	2	3	4	5
Bluthochdruck (Hypertonie)	0	1	2	3	4	5
Zwischensumme						

	nie	höchstens einmal pro Monat	häufiger als einmal pro Monat	einmal pro Woche	häufiger als einmal pro Woche	täglich
Übertrag						
Bauchschmerzen	0	1	2	3	4	5
Durchfall	0	1	2	3	4	5
Verstopfung	0	1	2	3	4	5
Völlegefühl und/oder Blähungen	0	1	2	3	4	5
Sodbrennen	0	1	2	3	4	5
hektische, oberflächliche Atmung	0	1	2	3	4	5
Migräne	0	1	2	3	4	5
Spannungskopfschmerzen	0	1	2	3	4	5
Nackenschmerzen	0	1	2	3	4	5
Schulterschmerzen	0	1	2	3	4	5
Rückenschmerzen	0	1	2	3	4	5
häufiger Harndrang	0	1	2	3	4	5
Mundtrockenheit	0	1	2	3	4	5
Heiserkeit	0	1	2	3	4	5
Ohrgeräusche (Tinnitus)	0	1	2	3	4	5
Zwischensumme						

	nie	*höchstens einmal pro Monat*	*häufiger als einmal pro Monat*	*einmal pro Woche*	*häufiger als einmal pro Woche*	*täglich*
Übertrag						
Muskelkrämpfe/ Muskelverspannungen	0	1	2	3	4	5
Muskelzucken oder Muskelzittern	0	1	2	3	4	5
Kiefergelenk- schmerzen	0	1	2	3	4	5
Müdigkeit ohne erkennbare Ursache	0	1	2	3	4	5
Schlaflosigkeit oder unruhiger Schlaf	0	1	2	3	4	5
Schwindel	0	1	2	3	4	5
Hautausschläge	0	1	2	3	4	5
allergische Reaktio- nen	0	1	2	3	4	5
Asthma bronchiale	0	1	2	3	4	5
überhastetes Sprechen	0	1	2	3	4	5
Stottern	0	1	2	3	4	5
Zähneknirschen	0	1	2	3	4	5
Gesamtpunktzahl						

Auswertung

0–55 Punkte: Sie haben keine Probleme, mit Stress umzugehen.

56–70 Punkte: Sie haben immer wieder Schwierigkeiten, mit Stress umzugehen. Deshalb sollten Sie Techniken der Stressbewältigung erlernen oder verbessern.

71–105 Punkte: Es ist höchste Zeit, sich mit Methoden der Stressbewältigung zu beschäftigen. Ihre Gesundheit ist in Gefahr.

Über 105 Punkte: Sie sind nicht in der Lage, mit Stress umzugehen.

Entspannungstherapien helfen, Spannungen aus diesen Bereichen abzubauen. Nützlich sind einfache Tipps, die man täglich bewusst umsetzen kann.

Verschiedene Leute werden verschiedene Wege zur Entspannung finden, die ihrem Lebensstil entsprechen. Entspannung und Meditation sind nicht gleichbedeutend mit Nichtstun. Dies wäre die falsche Einstellung. Es bedeutet vielmehr, durch aktive Arbeit zu lernen, Körper und Geist zu entspannen. Erst mit der notwendigen Geduld und Übung wird es möglich sein, auch in Stresssituationen körperliche und geistige Spannungen wirksam abzubauen. Die Erwartung, man könne eine Entspannungstechnik ohne aktives Lernen erwerben, wird nicht zum Ziel führen.

Die folgende kleine Übung (Seite 252) soll ein kleiner Vorgeschmack sein für das Lernen und Ausführen weiterer Entspan-

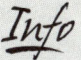 ### Was Sie gegen Stress ausprobieren können

- Gehen, sprechen und essen Sie geruhsamer.

- Lassen Sie die Uhr zu Hause.

- Fahren Sie bewusst und langsamer Auto.

- Hören Sie bewusst Musik.

- Rufen Sie alte, positive Erinnerungen wach.

- Besuchen Sie einen guten Freund.

- Lächeln Sie mehr.

- Seien Sie bewusst freundlicher.

- Bewahren Sie Kontrolle über ärgerliche Umstände.

- Teilen Sie Ihrem Partner und den Kindern mehr Gefühle mit.

- Nehmen Sie Gegenstände Ihrer Umwelt bewusst wahr (Bäume, Blumen).

- Ziehen Sie sich in bestimmten Momenten zurück.

- Besuchen Sie ein Museum oder eine Galerie.

- Identifizieren Sie schlechte Gewohnheiten und beseitigen Sie sie.

- Besorgen Sie ein kleines Geschenk für jemanden, den Sie gerne haben.

nungstechniken. Solche Übungen und Gedanken können gerade im Alltag helfen, Spannungen abzubauen. Oft spiegeln die verspannten Muskeln unsere innere Anspannung und Ängste wider. Wir entwickeln dabei Gewohnheiten und Haltungen, die für den Körper anstrengend und ermüdend sind. Im Sitzen äußert sich dies in hochgezogenen Schultern, überkreuzten Beinen und Armen. Eine entspannende Haltung, auch im Sitzen, kann unterstützt werden durch folgende Übung (Dauer etwa zehn Minuten).

Info **Entspannungsübung**

Setzen Sie sich auf einen Stuhl mit Lehne, der eine aufrechte, aber entspannte Haltung ermöglicht. Sorgen Sie für angenehme, nicht zu enge Kleidung. Der Bauchraum sollte weich und entspannt sein und sich mit dem Atemrhythmus bewegen.

Lassen Sie die Hände entspannt auf den Oberschenkeln aufliegen und die Schultern ganz locker werden. Spüren Sie den Raum zwischen Ohren und Schultern größer werden, fühlen Sie, wie der Nacken länger wird und der Kopf sich streckt. Er ist ausbalanciert und fühlt sich leicht an. Die Stirnfalten entspannen sich, die Zunge liegt lose am Mundboden. Die Lippen liegen ohne Spannung aufeinander. Die Zähne sind nicht aufeinandergepresst.

Spüren Sie, wie der Atem fließt, und lassen Sie die Gedanken kommen und gehen.

Schlaf und Tinnitus

Über Schlaflosigkeit klagen Patienten mit chronischen Ohrgeräuschen häufig. Zunächst einmal scheint es selbstverständlich zu sein, dass Patienten mit chronischem Ohrgeräusch aufgrund des ständigen Sausens im Ohr nicht einschlafen können. Dies muss jedoch differenzierter betrachtet werden: Es ist ein faszinierendes Phänomen unseres Hörsystems, dass monotone und wiederkehrende Geräusche wie der hörbare Zugverkehr, das Geräusch eines Kühlschranks im Zimmer, die Heizung nach einer Gewöhnungszeit nicht mehr wahrgenommen werden. Diese Gewöhnung tritt auch bei vielen Tinnitus-Patienten ein, sodass viele trotz ihres Ohrgeräusches gut schlafen können.

Da die meisten Patienten empfinden, dass ihr Ohrgeräusch erst in Ruhe wahrnehmbar ist, hängt die Störfähigkeit durch den Tinnitus im Wesentlichen davon ab, wie viel Aufmerksamkeit der Patient dem Tinnitus widmet.

Voraussetzungen für einen guten Schlummer

Für Schlafgestörte gelten die klassischen Regeln eines Einschlafrituals, das heißt, die Schlafenszeit sollte durch bestimmte Maßnahmen angebahnt werden, der Körper allgemein zur Ruhe kommen, und Störfaktoren sollten unterbunden werden.

Von einer Arbeitsgruppe der Tinnitusklinik Arolsen wurden die folgenden Fragen zur Diagnostik von Schlafstörungen erarbeitet:

Gibt es außer Tinnitus noch weitere schlafraubende Faktoren?

Man kennt eine ganze Reihe schlafstörender Lebensweisen, beispielsweise

- Arbeit bis in die Nacht hinein,

- spätes, überreichliches Essen,

- sportliche Betätigung in den späten Abendstunden,

- Sorgen, Lebenskonflikte, Überforderung,

- überheiztes Zimmer,

- unregelmäßiger Schlafrhythmus sowie

- Depressionen.

Wie war der Schlaf, bevor Tinnitus auftrat?

Dabei stellt sich oft heraus, dass bereits vor Eintritt des Ohrgeräusches der Schlaf oder der Schlafrhythmus zeitweise gestört war. Dem Tinnitus fällt dabei oft nur die Rolle des auslösenden »letzten« Faktors zu, der das Fass der Schlafstörungen zum Überlaufen bringt. In diesen Fällen kann der Patient davon überzeugt werden, dass der Tinnitus nicht die alleinige Ursache der Schlafstörung ist. Bereits diese Erkenntnis trägt dazu bei, dem Tinnitus weniger Bedeutung beizumessen – ein wichtiger Therapieschritt, um den Teufelskreis zu durchbrechen.

Info **Schlaf nein – Nickerchen ja?**

Das Phänomen, dass vor dem Fernseher, dem Radio, am Nachmittag oder im Büro ein wunderbares Nickerchen möglich ist, die Patienten jedoch bei Betreten des Schlafzimmers hellwach werden, trifft auch für andere Schlafstörungen zu.

Die Schlafforscher nennen dies eine Konditionierung, das heißt, die Einstellung zum Schlaf ist negativ, und die Betroffenen reagieren mit Wachheit auf das Liegen im Bett. Die Folge ist ein Teufelskreis, denn der gequälte Mensch liegt im Bett und will unbedingt schlafen, was jedoch wiederum zu Stress und Wachsamkeit führt.

Ähnlich kann der Tinnitus-Patient auf sein Ohrgeräusch konditioniert sein, sodass es ihm beim Liegen im Bett sofort bewusst wird. Je mehr das Ohrgeräusch dann mit negativen Gefühlen verbunden ist, desto eher wird diese Situation Unbehaglichkeit und schlafstörende Unruhe hervorrufen. Daraus resultiert die typische Einschlafstörung.

Was hat sich auf den Tinnitus gepfropft?

Diese wichtige Frage zielt auf die Begleitstörungen, die durch den Tinnitus ausgelöst wurden. Ihre Ursachen können im beruflichen, sozialen und emotionalen Bereich liegen. Sind diese Begleitstörungen einmal formuliert und aufgedeckt, können gezielte therapeutische Maßnahmen wie Beratung, Entspannungstraining usw. eingeleitet werden.

Info **Wie Sie zu gesundem Schlaf kommen**

Schlaffördernd wirken folgende Aspekte:

- Zwischen der Hektik des Tagesablaufes und dem Zubettgehen sollten Geist und Körper zur Ruhe kommen, z. B. durch einen Abendspaziergang, Entspannungsübungen, Lesen (leichte Literatur), Hören entspannender Musik.

- Genießen Sie ein wohltuendes Getränk (ohne Alkohol), z. B. im Winter ein Glas Tee oder warme Milch, im Sommer durchaus auch ein kühles Getränk.

- Nehmen Sie abends nur leichte Kost zu sich und meiden Sie schwer Verdauliches. Essen Sie nicht zu spät.

- Der Zeitpunkt des Zubettgehens und des Aufstehens sollte möglichst während des ganzen Wochenverlaufes der gleiche sein, auch am Wochenende.

- Positiv wirken Maßnahmen aus der physikalischen Medizin wie warme Vollbäder (nicht zu heiß, circa 38 °C, nicht länger als zehn Minuten), besonders, wenn man Extrakte aus beruhigenden Kräutern wie Melisse, Baldrian, Heublumen oder Lindenblüten zufügt, temperaturansteigende Fußbäder, feuchtkalte Wickel, aber auch Trockenbürsten.

Schlafstörende Faktoren sind:

- Alkohol: Er stört die normalen Schlafphasen, auch bei denjenigen, die scheinbar durch Alkohol gut einschlafen können. Die Gefahr der Abhängigkeit von Alkohol steigt, wenn Alkohol als Schlafmittel benutzt wird.

- Sportliche Tätigkeit vor dem Schlafengehen; zwischen Sport und Schlafengehen sollten mindestens vier Stunden liegen.

- Schlaffördernde Medikamente: Sie verhindern, dass der Körper seinen eigenen individuellen Schlafrhythmus wieder findet. Sie sollten nur in akuten Krisen genommen werden (z.B. Todesfall, erkennbare Konfliktsituationen). Schlafmittel stören auf Dauer die geistige Vitalität auch am Tage, sie führen zu Abstumpfung und zur Sucht.

- Übergewicht.

Tinnitus – Sündenbock für alle anderen Probleme?

Wenn ein Konflikt besteht oder der Patient unzufrieden ist, wird ein eintretender Tinnitus gern für die sich ergebende Gesamtsituation mit allen Beschwerden und Problemen verantwortlich gemacht. Hier wird hinterfragt, ob nicht der Tinnitus gegenüber anderen Problemen in den Vordergrund gerückt wird. Können die ursprünglichen Konflikte gelöst werden, wird der Patient vom Tinnitus abgelenkt, wodurch seine Bedeutung für das weitere Lebensglück schwindet.

Durch diese Fragen wird klar, dass bei Tinnitusbetroffenen mit Schlafstörungen die Lebensumstände detaillierter betrachtet werden müssen, um die schlafstörenden Faktoren exakt herauszufiltern. Aus der Analyse leiten sich dann Ratschläge oder bestimmte Therapieempfehlungen ab. In vielen Fällen ist aber eine Beratung mit Empfehlungen für einen gesunden Schlaf ausreichend. Der Patient erkennt dabei häufig Handlungsweisen, die er in seinen Alltag einbringen kann.

Steht tatsächlich der Tinnitus beim Schlafengehen sehr im Vordergrund, können Sie zusätzlich akustische Hilfen anwenden, um das Ohrgeräusch in die Nacht zu verbannen. Hierzu zählen z. B.

- das Einschlafen mit leiser Musik,
- ein Springbrunnen im Schlafzimmer,
- ein laut tickender Wecker oder
- auch das Geräuschgerät der Retraining-Therapie.

Die Industrie bietet auch akustische Einschlafhilfen an. Geräusche, z. B. ein Rauschen oder Musik, werden in einen im Ohr getragenen Lautsprecher übertragen (z. B. Viennatone, Starkey). Durch dieses technische Hilfsmittel wird die Umgebung nicht gestört.

So schlafen Sie gut!

- **Ruhige Atmosphäre.** Eine ruhige Schlafumgebung ist Voraussetzung für einen gesunden Schlaf. Das Schlafzimmer sollte der ruhigste Raum im Haus sein.

- **Raumtemperatur.** Wie warm Sie es haben sollten, hängt von Ihrem Wärmebedürfnis ab. Schlafforscher betonen, dass die

Raumtemperatur für einen gesunden Schlaf nicht unter 16 °C liegen sollte. Vor allem ältere Menschen schlafen bei höherer Raumtemperatur besser. Sowohl ein zu kaltes als auch ein zu warmes Bettklima können den Schlaf stören: durch Auskühlen, wenn man sich beim Lagewechsel aufdeckt, aber auch durch Schwitzen, wenn die Raumtemperatur zu hoch oder die Decke zu warm ist.

- **Raumluft.** Ob Sie bei geschlossenem oder offenem Fenster besser schlafen, sollten Sie ebenfalls selbst herausfinden. Dabei spielt auch eine Rolle, ob die Wohnung in ruhiger Umgebung liegt. Niemals sollten Sie in Zugluft oder in der Kälte zu nahe dem Fenster liegen.

- **Die richtige Matratze.** Wichtig ist weiterhin die Matratze; aber auch hier können keine allgemein gültigen Empfehlungen gegeben werden. Die Frage der Ausführung (ob Federkern, Schaumstoff, Rosshaar, Latex u. a.) muss im Einzelfall geklärt werden und richtet sich häufig auch nach vorhandenen Allergien (z. B. Rosshaar-, Latexallergie) und der Empfindlichkeit gegenüber elektrostatischen und elektromagnetischen Störungen. In diesem Fall wären Federkernmatratzen zu vermeiden. Wichtiger als das Material ist die Härte der Matratze, worüber der Fachhandel gut berät. Außer dem Härtegrad ist die Verarbeitung der Matratze und ihrer Umhüllung das wichtigste Kriterium. Die Matratze muss die abgesonderte Feuchtigkeit aufnehmen, weitergeben und regulieren, sie muss gut zu trocknen sein. Bei der Auflage empfiehlt sich eine kühlende Sommer- bzw. wärmende Winterseite. Allergiker müssen spezielle Materialien (in der Regel synthetische Stoffe) wählen. Das Bett darf nicht zu klein sein, um den Schlafbewegungen genügend Raum zu bieten.

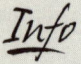 ### Brauche ich ein spezielles Halswirbelsäulenkissen?

Patienten fragen immer wieder, ob ein spezielles Halswirbelsäulenkissen notwendig sei. In der Regel sucht sich der Körper selbst die Schlafposition, die er braucht und die angenehm ist. Wenn im Verlauf der Nacht oder morgens keine Nackenverspannungen zu spüren sind, so erübrigt sich ein spezielles Kissen.

In Betracht kommt es dann, wenn die Halswirbelsäule (HWS) vorgeschädigt ist und/oder wenn man regelmäßig mit Kopfschmerzen oder Verspannungen im Nacken aufwacht. Der Orthopäde kann hier weitere Empfehlungen geben.

Der Fachhandel bietet Spezialkissen an, die die normale Krümmung der Wirbelsäule unterstützen und die HWS und den Kopf somit in einer entlastenden Position halten. Durch diese Spezialkissen wird jedoch die Beweglichkeit während der Nacht eingeschränkt.

Mit Tinnitus kombinierte Schlafstörungen

Im Labor schlafen? Das kann nicht nur übernächtigten Wissenschaftlern passieren. Die sind meist sogar hellwach, wenn sie Patienten vor sich haben, deren Schlafstörungen man im so genannten Schlaflabor auf die Schliche zu kommen hofft. Verschiedene Krankheitsbilder können mit Schlafstörungen einhergehen und müssen im Einzelfall ausgeschlossen werden. Meist gelingt dies jedoch mit einfacheren Maßnahmen, auch ohne Schlaflabor.

Schnarchen und Schlafapnoe

Typischerweise sind die Patienten am Tage nicht ausgeschlafen und leiden an Konzentrationsstörungen, Leistungsabfall und schließlich auch Herz- und Lungenbeschwerden. Dagegen ist das Schnarchen ohne diese gefährlichen Nebenerscheinungen, abgesehen von der Lärmbelästigung für die Umgebung, nicht gefährlich. Aus einem Gewohnheitsschnarchen (habituellem Schnarchen) kann sich jedoch ein Schnarchsyndrom entwickeln, das mit den gefährlichen Begleiterscheinungen verbunden ist.

Heute gelingen die Diagnostik und die Überwachung des Schlafes und des Schnarchens mithilfe von Geräten, die der Patient mit nach Hause nehmen kann. Dieses so genannte Schlafscreening wird von Internisten, Lungenfachärzten und HNO-Ärzten mit der entsprechenden Ausbildung durchgeführt. Ergeben sich aus dieser ambulanten Untersuchung weiter auffällige Befunde, wird der Patient in ein Schlaflabor überwiesen, wo sein Schlaf- und Wachrhythmus und das Schnarchen einer genauen Analyse unterzogen werden. Immer gehört zur Diagnostik auch eine HNO-ärztliche Untersuchung. In manchen Fällen gelingt es durch einen operativen Eingriff, zu dem auch die Entnahme der Gaumenmandeln gehört, das Schnarchen hinsichtlich der Geräuschentwicklung einzudämmen.

Wichtig Schnarchen wird zur Krankheit, wenn der Schlafrhythmus gestört ist, und wenn der Atem zeitweilig aussetzt (Apnoephasen), sodass nachts die Sauerstoffkonzentration im Blut abfällt.

Schnarchen wird heute als ein wesentlicher Risikofaktor zur Entstehung von Ohrgeräuschen angesehen, und es behindert deutlich die Kompensation eines Ohrgeräusches. Aus diesen Gründen sollten sich Patienten, die unter dem Symptom Schnarchen leiden, einer entsprechenden Untersuchung unterziehen.

Psychische Krankheiten

Störungen und Erkrankungen der Psyche führen regelmäßig zu Schlafstörungen. In vielen Fällen ist damit auch ein chronisches Ohrgeräusch verbunden bzw. wird ein leises Ohrgeräusch schlecht verarbeitet und damit für viele Patienten zum Dreh- und Angelpunkt der eigentlichen Störung. Oft führen handfeste Konfliktsituationen und Sorgen wie Tod eines nahen Angehörigen, Arbeitslosigkeit, finanzielle Sorgen zu einer Depression (reaktive Depression).

In vielen Fällen tritt jedoch schleichend eine so genannte endogene (»von innen kommende«) Depression auf, deren Entstehungsursache noch weitgehend unbekannt ist. Innerhalb der Familie sind häufig mehrere (blutsverwandte) Mitglieder von Depression betroffen. Der Depressive liegt wach, weil er über quälende Sorgen grübelt. Darüber hinaus führt die Depression

- rasch zur Überforderung,

- zum Rückzug aus dem sozialen Leben sowie

- zum Leiden an unbestimmten Ängsten, Konzentrationsstörungen und Appetit- und Gewichtsverlust.

Nicht selten ist diese seelische Entgleisung mit mehr oder weniger unterschwellig vorhandenen Todeswünschen oder Selbsttötungsgedanken verbunden.

Wichtig Treten diese Symptome über einen längeren Zeitraum auf, ist dringend ärztlicher Rat einzuholen. Diese Störung muss unbedingt durch Nervenärzte und psychologisch behandelt werden.

Die »primäre« Schlafstörung

Für den weitaus größten Teil der Schlafstörungen lässt sich keine exakte Ursache feststellen. Die Medizin spricht in diesen Fällen von einer so genannten »primären« oder »idiopathischen« Schlafstörung. Häufig findet man bei diesen Schlafstörungen eine entsprechende Vorgeschichte in der Verwandtschaft, also einen Erbfaktor. In diesen Fällen kann nur eine intensive Beratung und das Aufsuchen von Fachleuten, die sich mit Schlafstörungen befassen, helfen.

Internistische Krankheiten

Viele internistische Krankheiten wie Hormonstörungen der Schilddrüse, Atemstörungen und Herzkrankheiten können zu Schlafstörungen führen. Daher ist bei Schlafstörungen zunächst immer der Hausarzt gefragt, der solche Ursachen von vornherein ausschließen wird.

Schlafstörungen und Medikamente

Der Griff zur Tablette ist für den Patienten naheliegend, wenn eine Schlafstörung über einen längeren Zeitraum besteht. Prinzipiell darf eine medikamentöse Behandlung (auch mit pflanzlichen Mitteln!) ausnahmslos nur eine goldene Brücke sein, um den normalen Schlaf wieder zu erlernen.

Der normale Schlafrhythmus mit seinen vielfältigen Phasen unterschiedlicher Aktivität verschiedener Gehirnzentren ist so komplex, dass er trotz der modernen Pharmakologie nicht von außen gesteuert oder gar ersetzt werden kann. Die Schlafforscher sprechen von maximal vier Wochen, in denen der Schlaf durch Medikamente unterstützt werden kann. Jenseits dieses Zeitraums muss unbedingt eine spezielle ärztliche Beratung und die entsprechende Diagnostik durchgeführt werden.

Wichtig Alle schlaffördernden Medikamente stören die normalen Vorgänge während des Schlafes; teilweise machen sie süchtig, teilweise führen sie zu einer Abstumpfung und zum Verlust der persönlichen Dynamik, auch während des Tages.

Heilkräuter

Pflanzliche Medikamente aus Baldrian, Hopfen, Johanniskraut und Kava-Kava in Form von Tees, Extrakten oder Ölen können beruhigend und schlaffördernd wirken. Jedoch enthalten diese pflanzlichen Medikamente auch Stoffe, die unter Umständen zu Nebenwirkungen führen können: Hautverfärbungen wurden nach Einnahme von Kava-Kava beobachtet, Fotosensibilisierung der Haut (Überempfindlichkeit gegen Sonnenlicht) bei Johanniskraut. Aus diesen Gründen dürfen diese pflanzlichen Medikamente auch nicht während der Schwangerschaft genommen werden. Für abendliche beruhigende Tees eignen sich Zubereitungen aus Melisse und Passionsblume.

Chemische Schlafmittel

Die klassischen Schlafmittel bestehen aus chemischen Abwandlungen der Benzodiazepine, zu denen beispielsweise Valium gehört. Die chemischen Variationen der zugrunde liegenden Substanz führen zu Abkömmlingen, die das Schlafverhalten in den Einschlaf- und Durchschlafphasen unterschiedlich beeinflussen. Durch Anwendung dieser Medikamente über längere Zeit werden Schlafrhythmus und Gehirnaktivität während des Schlafes nachhaltig gestört. Ein Überhang der Wirkung in den nächsten Tag hinein führt zu Konzentrationsstörungen und kann die Verkehrs- und die Arbeitsfähigkeit stark beeinträchtigen. Weitere schwerwiegende Nebenwirkungen spielen sich jedoch in der Gefühlswelt des Patienten ab: Die Langzeitanwendung führt zu einem Verlust der Persönlichkeitsdynamik und der Lebensfreude. Bei neurologischen und psychiatrischen Schlafstörungen kann allerdings der Einsatz von Antidepressiva und Neuroleptika notwendig werden. Diese Behandlung gehört in die Hand des Fachmannes, also des Neurologen.

Melatonin

In neuester Zeit ist Melatonin als »Wunderdroge aus den USA« in der Diskussion. Melatonin ist die chemische Vorstufe des Serotonins, eines hormonellen Botenstoffes im Gehirn, der insbesondere unseren Schlaf-wach-Rhythmus steuert. Melatonin wird in den USA als frei zugänglicher Zusatzstoff zur Nahrung verkauft; bei uns in Europa ist es als Arzneimittel noch nicht im Handel und zugelassen. Ursprünglich wurde Melatonin von denjenigen gern genommen, die einer wiederholten Zeitverschiebung ausgesetzt sind (z. B. Piloten) und die Nachteile der Reaktionsminderung durch Schlafmittel vom Benzodiazepin-Typ vermeiden wollten. Melatonin reguliert den Schlaf tatsächlich im Sinne eines sanften Schlafmittels.

Nebenwirkungen wurden jedoch auch hier durch vielfältige Berichte belegt: Die längere Einnahme von Melatonin führt zu schleichenden Persönlichkeitsveränderungen, auch zum Verlust der Persönlichkeitsdynamik, sodass sich schließlich ein allgemeines »Wurstigkeitsgefühl« entwickelt.

Wichtig Solange die Wirkungsweise dieses Stoffes, die Nebenwirkungen und die Risiken noch nicht eindeutig erforscht sind, muss von einer Anwendung dieses Wirkstoffs abgeraten werden.

Psychotherapie

Schlafstörungen können allenfalls vorübergehend medikamentös behandelt werden. Die Beratung des Patienten ist die Grundlage für die ursächliche Therapie. Inwieweit diese Beratung in eine Psychotherapie mündet, entscheidet der behandelnde Arzt in Zusammenarbeit mit dem Patienten. Die heutige Psychotherapie, die sich mit Schlafstörungen beschäftigt, verfügt über zahlreiche verhaltenstherapeutische Alternativen. Neben der Bewältigung aktueller Krisen hilft die Psychotherapie auch, seelische Störungen zu behandeln, die gelegentlich hinter den Schlafstörungen gefunden werden. Vor allem depressive Verstimmungen sollten psychotherapeutisch behandelt werden.

Dabei ist nicht nur das spezielle, für den Patienten individuell geeignete psychotherapeutische Verfahren in die Auswahl mit einzubeziehen, sondern auch der Therapeut selbst, der zu Ihnen als Patient »passen« muss. Empfinden Sie gegenüber ihrem Therapeuten eine Unstimmigkeit, so sollten Sie dies aussprechen und ggf. einen anderen Therapeuten aufsuchen. Es ist sinnvoll, die Auswahl und die Art der Psychotherapie mit dem Hausarzt oder einem anderen Arzt des Vertrauens abzusprechen. Er kann in der Regel auch behilflich sein, wenn es um die Erstattung der Kosten durch die Krankenkassen geht.

Entspannungstherapien

Bei Schlafstörungen sind Entspannungstherapien geeignet, die der Stressbewältigung dienen und den Körper zur Ruhe kommen lassen. Diese Verfahren müssen aktiv trainiert werden: Gerade die Konzentration und die Beschäftigung mit der angewandten Therapie bringen den Betroffenen weg von lästigen und sorgenvollen Gedanken. Der Erfolg der jeweiligen Therapie hängt direkt von der Konsequenz der Anwendung ab. Berücksichtigen Sie bei der Auswahl des Verfahrens Ihre persönlichen Neigungen. Die Kurse sollten am Wohnort angeboten werden, der Therapeut sollte Ihnen sympathisch sein und genügend Kompetenz besitzen. Bei Schlafstörungen, gerade in Verbindung mit Tinnitus, eignen sich das Autogene Training (siehe Seite 213) und die Muskelrelaxation nach Jacobson (siehe Seite 220) besonders.

Diese Verfahren sollten unbedingt einem für den Patienten passiven Verfahren vorgezogen werden. Hierzu gehören die Akupunktur und die Akupressur, die in vielen Fällen allerdings unterstützend helfen können. Auch Hypnose kann zur Anwendung kommen. Durch systematische Suggestion werden positive Gedanken eingegeben, die zum Einschlafen führen, die aber auch den Tinnitus positiv deuten (eine Kreissäge verwandelt sich in eine harmlose Grille, ein Rauschen wird zu einem Wasserfall oder zu Regengeplätscher).

So mancher kann mit den klassischen Entspannungsverfahren nichts anfangen, fühlt sich damit aggressiv und wird eher unruhiger. Dies ist nichts Negatives und soll nicht zu Schuldgefühlen führen, weil »es nicht klappt«. Hier ist möglicherweise Entspannung durch körperliche Aktivität (Sport) der bessere Weg.

Ein Fall von Hochzeitsschießen

Aus der Sprechstunde

Robert L. traf mit zwei Kollegen Vorbereitungen zum Hochzeitsschießen, einem in Bayern üblichen Brauch. Um den Hochzeitsmorgen eines guten Freundes mit gebührendem Lärm ankündigen zu können, füllten sie in der Firma explosive technische Gase in besonders große Luftballons ab. Leider explodierten die Ballons vorzeitig. Das Ergebnis: fünf geplatzte Trommelfelle, die eine Notoperation notwendig machten, und drei Patienten mit Innenohrstörungen, darunter Herr L. mit einem ausgeprägten Tinnitus.

Das Hauptproblem für ihn war das Ohrensausen während des Einschlafens. Hinzu kamen Sorgen am Arbeitsplatz, da durch den Unfall plötzlich drei Mitarbeiter auf einmal durch eigenes leichtsinniges Verschulden ausgefallen waren.

Seine Frau war schon seit Jahren begeisterte Anhängerin des Yoga und konnte Herrn L. von dessen Wirksamkeit überzeugen. Da sie ihren Mann bei dieser Methode unterstützen konnte, fiel ihm der Einstieg leicht. Es gelang ihm, die negativen Gedanken mithilfe des Yoga abzuwehren und wieder in einen normalen Schlafrhythmus zu finden. Nachdem auch am Arbeitsplatz diese bemerkenswerte Geschichte vergessen und wieder ein normaler Betrieb möglich war, konnte Herr L. mit dem Tinnitus so weit zurechtkommen, dass er durch ihn nicht mehr gestört wurde.

Kommentar: Yoga ist gerade für Männer ein Mittel, um Meditation und Entspannung erfahrbar zu machen. Die damit verbundenen Körperübungen beinhalten auch Dehnungen, weshalb Yoga gerade auch für Sportler geeignet ist!

Sport und Tinnitus

Jeder Sportler weiß, dass regelmäßig betriebener Sport euphorisiert, die Laune hebt. Während der Aktivität werden im Körper morphiumähnliche Stoffe, die Endorphine, gebildet. Beim Tinnitus-Patienten können sie die Psyche stabilisieren. Darüber hinaus erhöht körperliche Betätigung die im Gehirn ankommende Sauerstoffmenge um bis zu 30 Prozent und führt so zu einer deutlichen Steigerung der geistigen Leistungsfähigkeit. Körperliche Aktivität verstärkt eine positive Lebenseinstellung und wird erfolgreich zur Krankheitsbewältigung und sozialen (Wieder)Eingliederung eingesetzt.

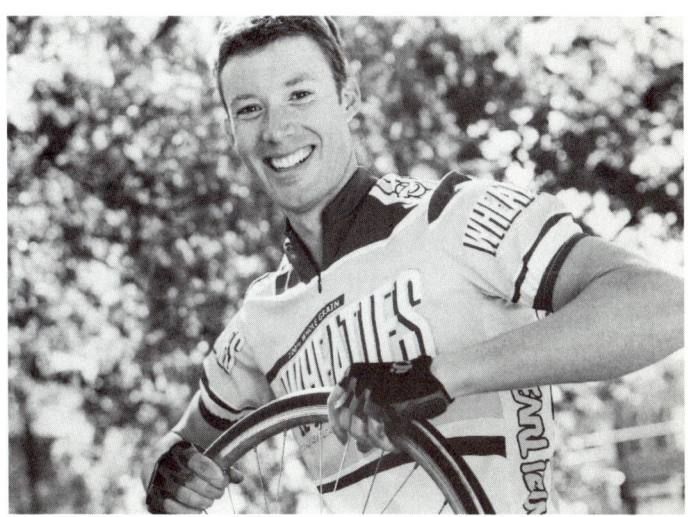

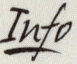 **Sport beeinflusst etliche psychische und körperliche Vorgänge positiv. Sport**

- unterstützt den Abbau von Adrenalin, Fetten und Zucker,

- reguliert den Cholesterinstoffwechsel,

- steigert das Wohlbefinden (auch eine Wirkung der Endorphine),

- hilft bei der Gewichtskontrolle,

- verbessert den Schlaf,

- verbessert die Selbstzufriedenheit,

- steigert das Selbstbewusstsein und

- hilft entscheidend mit zur Entspannung.

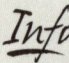 **Folgende Sportarten eignen sich besonders gut:**

- Walking, Nordic Walking

- Jogging

- Aquajogging

- Skilanglauf

- Fahrradfahren

- Schwimmen

- Inlineskating

Info **Vorher zum Body-Check!**

Wenn Sie bislang wenig oder gar keinen Sport betrieben haben, sollten Sie sich einer Vorsorgeuntersuchung unterziehen, bevor Sie mit einem regelmäßigen Sportprogramm beginnen, ganz besonders, wenn Sie über 40 Jahre alt sind oder wenn Sie an Risikofaktoren wie Herz-, Stoffwechselkrankheiten usw. leiden.

Bei diesem Body-Check untersucht der Arzt vorrangig den Bewegungsapparat, die Funktion des Herzens, des Kreislaufs und der Lungen. Eine Belastungsuntersuchung am Fahrradergometer, bei der ständig ein EKG mitgeschrieben wird, muss in dieser Untersuchung inbegriffen sein.

Lassen Sie alle zwei Jahre, spätestens aber alle fünf Jahre eine Wiederholungsuntersuchung durchführen. Sind bereits Herz-Kreislauf-Störungen bekannt (ein besonders wichtiger Grund für regelmäßige sportliche Aktivitäten), sollten Sie sich dieser Untersuchung jährlich unterziehen.

Manche Tinnitus-Patienten berichten allerdings, dass ihr Ohrgeräusch bei sportlicher Betätigung sehr viel lauter wird. In diesen Fällen muss eine Sportart gewählt werden, die den Kreislauf nicht zu sehr belastet; manchmal muss auch auf Sport verzichtet werden.

Heute ist gesichert, dass Bewegungsmangel einen Risikofaktor für Herz- und Gefäßkrankheiten darstellt. Umgekehrt kann durch körperliche Aktivität Herz-Kreislauf-Krankheiten vorgebeugt werden, zu denen auch Durchblutungsstörungen des Innenohres gehören. Speziell für Tinnitus-Patienten ohne Begleiterkrankungen sind Sportarten nützlich, die eine hohe Bewegungskomponente (dynamisch) und eine niedrige statische Belastung enthalten.

Wie fange ich es an?

Empfehlenswert ist ein dosiertes Aufbautraining unter Anleitung eines Trainers, besonders bei denjenigen, die im höheren Alter neu mit Sport beginnen. Diesen Personen ist zu raten, einem Verein beizutreten, der meistens über entsprechend ausgebildete Trainer verfügt.

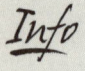 **So trainieren Sie richtig!**

- Richtwert der Trainingsherzfrequenz (Puls): 180 minus Alter/Minute.

- Schwerpunkt des Trainings: Ausdauertraining mit dynamischer Belastung großer Muskelgruppen (z.B. Radfahren, Laufen, Schwimmen). Dieses Training kann ergänzt werden durch Training von Flexibilität mit Dehnungsübungen, Koordinations- und Kraftschulung (unbedingt unter Anleitung!).

- Als Energieumsatz sollten 1500–2000 Kilokalorien pro Woche angestrebt werden, auf zwei bis drei Stunden Training pro Woche verteilt. Auch ein geringerer Trainingsumfang ist allgemeinmedizinisch und krankheitsvorbeugend wirksam!

- Die Belastungsintensität sollte unterhalb der Ausdauerleistungsgrenze liegen (zeitlich circa 80 Prozent der Dauerleistungsgrenze oder 70–75 Prozent der maximalen Herzfrequenz).

- Die Belastungsdauer sollte mehr als 20 Minuten pro Trainingseinheit betragen. Möglichst zwei- bis dreimal pro Woche.

- Verlauf des Trainings: Belastung über fünf Minuten, Erholung ein bis drei Minuten als Intervallbelastung.

- Die Belastung sollte pro Monat um fünf bis zehn Prozent gesteigert werden.

- Eine sportärztliche Untersuchung sollte vor Trainingsbeginn, dann einmal jährlich (mindestens alle zwei Jahre) durchgeführt werden.

- Auch im Alter kann wirksam trainiert werden. Der Schutz vor Herz- und Gefäßkrankheiten und die Unterstützung der Stoffwechselvorgänge lassen den Sport gerade im Alter zu einer der wichtigsten Vorsorgemaßnahmen werden.

- Die beste Zeit zum Sporttreiben ist der späte Nachmittag. Muskelkraft, körperliche Beweglichkeit und Sauerstoffaufnahme der Muskulatur erreichen ihren Höhepunkt um diese Tageszeit. Die meisten Weltrekorde werden daher nachmittags und abends aufgestellt.

- Die meisten örtlichen Sportvereine bieten mit bewährten Übungsleitern zahlreiche Sportprogramme zur Gesunderhaltung und bei Krankheit an.

- Besonders im Frühjahr ist es gefährlich, unkontrolliert mit sportlicher Betätigung zu beginnen, die anfangs meist übertrieben wird. Das aufbauende und konstante Training bietet die beste Wirkung!

- Achten Sie bei Fitnesszentren auf eine gute Anleitung unter sportmedizinischen Gesichtspunkten. Vor allem ein unkoordiniertes Krafttraining kann zu Schäden führen. Die Fitnesszentren verfügen über Gütesiegel, nach denen Sie gezielt fragen sollten. Einige Fitnesszentren werden vom deutschen Sportärztebund empfohlen.

Ernährung und Tinnitus

Für alle Tinnitus-Patienten, die über einen normalen Stoffwechsel und eine normale Verdauung verfügen, gibt es keinen Grund, sich einer bestimmten Diät zu unterwerfen. Im Gegenteil: Derjenige Patient, der unter Ohrgeräuschen leidet und gern isst oder kocht, soll dies auch weiterhin tun dürfen. Essen gehört zu den Grundbedürfnissen, die mit Vergnügen verbunden und somit eine Quelle für positive Empfindungen sind. Warum nicht das Hobby »Kochen« pflegen und damit mehr Freude gewinnen?

Eine spezielle Diät kann dagegen sinnvoll sein oder ist sogar unbedingt notwendig bei Patienten, die an einer Stoffwechselkrankheit wie Zuckerkrankheit, Lebensmittelunverträglichkeiten und Lebensmittelallergien oder funktionellen Störungen des Magen-Darm-Traktes leiden. Solche Störfaktoren müssen konsequent behandelt werden.

Andererseits kann auch einmal eine Diät oder »Entschlackung« im Sinne einer Kuranwendung die Gesundheit stärken

Wichtig Es gibt keine Tinnitus-Diät, die ein Ohrgeräusch beseitigen kann! Ein gesundes Körperempfinden trägt jedoch entscheidend dazu bei, ein positives Lebensgefühl aufzubauen und damit ein chronisches Ohrensausen zu bewältigen.

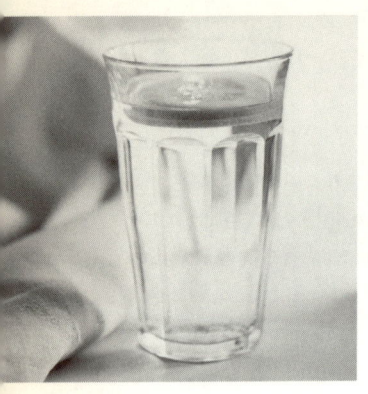

und das Wohlbefinden verbessern. Aus diesem Grunde werden hier einige Diätformen beschrieben, deren Konzept sinnvoll sein kann, wenn es in einem begrenzten Rahmen, beispielsweise während einer Kur, angewendet wird. Diese Diätformen sollten nicht zur Kasteiung führen, die das Missempfinden des Tinnitus-Patienten weiter verstärkt.

Vorsicht mit Genussmitteln

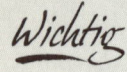 Meiden Sie die Genussgifte Alkohol, Coffein und Nikotin!

Diese Gifte haben einen negativen Einfluss auf die Nervenbahnen und behindern die Heilung eines Ohrgeräusches.

- **Alkohol** wirkt direkt negativ auf das zentrale Nervensystem ein. Vor allem bei akut aufgetretenem Ohrgeräusch ist es daher ratsam, den Alkoholgenuss zu reduzieren.

- **Coffein** entzieht dem Körper B-Vitamine (wichtig u. a. für den Nervenstoffwechsel) und verschlechtert die Flüssigkeitsbilanz. Ein Liter Kaffee verursacht die Ausscheidung von 1,4 Liter Flüssigkeit! Einer anfänglichen Stimulierung folgt ein rascher Energieabbau.

- **Rauchen** wirkt unterschiedlich: Es hebt den totalen Cholesterinspiegel im Blut und regt über das Gehirn die Nebenniere zur vermehrten Produktion des Stresshormons Adrenalin an. Es beschleunigt u. a. die Herzfrequenz, die wiederum den Sauerstoffbedarf des Herzens steigert und zu Rhythmusstörungen führen kann (die häufigste herzbedingte Ursache von Tinnitus!). Außerdem schädigt das Rauchen direkt das Innenohr, wie eine 1998 veröffentlichte Studie der Universität von Wisconsin ergab. Die Gefahr, schwerhörig zu werden, erhöht sich der Studie zufolge mit der Anzahl der gerauchten Zigaretten.

Was heißt »gesunde Ernährung«?

Man unterscheidet eine Vollkost, die den Energiebedarf entsprechend der körperlichen und geistigen Aktivität voll abdeckt, von einer Schonkost mit eingeschränkter Nahrungsmittelauswahl und einer Reduktionsdiät mit eingeschränktem Kalorienangebot. Die Basisdiät kombiniert Aspekte der Schon- und der Reduktionskost. Der Hausarzt entscheidet, ob im individuellen Fall eine Diät oder Änderung der Nahrungszusammensetzung sinnvoll ist.

Vitamine und Mineralstoffe

Vitamine und Mineralstoffe sind chemische Bestandteile, die unser Körper nicht selbst produzieren kann, die also mit der Nahrung zugeführt werden müssen. Der Körper benötigt sie

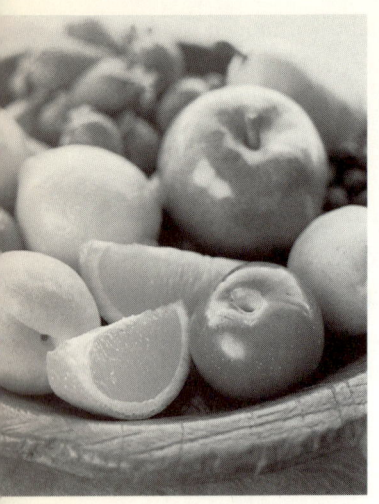

für Stoffwechselprozesse, sie sind gleichzeitig wichtige Bausteine für ein gesundes Immunsystem. So sind die Vitamine und Mineralstoffe auch für eine störungsfreie Innenohrfunktion notwendig. Obwohl das Nahrungsangebot in den Industrieländern vielfältig und riesig ist, führt die technische Aufbereitung der Nahrung dazu, dass die Versorgung mit einigen Vitaminen und Mineralstoffen grenzwertig oder zu gering ist. Zu diesen technischen Verfahren gehören:

- Schälen und Polieren von Reis
- Ausmahlen von Getreide zu Weißmehl
- Zuckerfabrikation und Raffination
- Konservierung
- Raffination von Fetten und Ölen
- Trinkwasserenthärtung, die zu einem Abbau der Spurenelemente und einer Zunahme des Natriums (also Kochsalzes) im Trinkwasser führt.

Besonders der Spurenelementgehalt (Eisen, Zink, Selen u. a.) und die Konzentration weiterer wichtiger Mineralstoffe (z. B. Magnesium, Kalium) leiden unter bestimmten Nahrungsmittelzubereitungen. Dazu zählen das Weichkochen von Teigwaren, Gemüse und Kartoffeln in reichlich Wasser, das Schälen

Info So ernähren Sie sich gesund!

- Verringern Sie die verzehrte Fettmenge. Sparen Sie an Butter, Margarine und anderen Streich- und Bratfetten. Öle, sparsam eingesetzt, sind dagegen günstig.

- Wählen Sie fettarme Geflügel-, Fleisch- und Milchprodukte.

- Bevorzugen Sie Kochen und Dünsten anstelle von Braten.

- Die Kost soll abwechslungsreich sein, Gemüse und Früchte enthalten, v. a. Wurzelgemüse, grünes Blattgemüse und Zitrusfrüchte. Die Lebensmittel sollten reich an komplexen Kohlenhydraten und Ballaststoffen sein, wie es z. B. in Vollkornprodukten der Fall ist. Zucker, Honig, Weißmehl enthalten dagegen einfache Zucker, deren Verbrauch eingeschränkt werden sollte.

- Verringern Sie die Kochsalzaufnahme (täglich maximal fünf Gramm statt der üblichen zehn bis fünfzehn Gramm).

- Die Lebensmittel sollten möglichst wenig vorbehandelt sein (gepökelt, gesalzen und geräuchert).

- Meiden Sie Alkohol oder genießen Sie ihn nur in Maßen.

- Die Energiezufuhr durch die Nahrung soll der körperlichen Konstitution, der geleisteten Arbeit, dem Lebensalter und dem sportlichen Pensum angepasst sein.

- Essen Sie frische Nahrungsmittel.

- Reduzieren Sie mit zunehmendem Alter die Abendmahlzeit.

von Früchten und der Ersatz von Kupfer-, Messing- und Eisen-kochtöpfen durch Aluminium- und Chromstahlgeschirr.

Drehen Sie den Spieß um, und ziehen Sie aus diesen Zusammenhängen die einfachen Konsequenzen:

- Zerkleinern Sie Gemüse erst kurz vor der Zubereitung und dämpfen Sie es dann schonend.

- Vermeiden Sie Weißmehl zugunsten von Vollkorn- oder Vollkornmehlprodukten.

- Der Anteil von Zucker und einfachen Kohlenhydraten in der Nahrung sollte so klein wie möglich sein.

- Anstelle von geschältem und poliertem Reis sollten Sie Naturreis oder »parboiled« Reis verwenden.

Jagen Sie die Radikale(n)

In den letzten Jahren sind besonders die Vitamine C, E und das Beta-Carotin als Vorstufe des Vitamins A, aber auch Spurenelemente wie Selen zu einem gewissen Ruhm gekommen. Diese Stoffe tragen im Wesentlichen dazu bei, im Körper anfallende so genannte **freie Radikale** abzufangen und unschädlich zu machen. Unter dem Begriff freie Radikale werden hochgradig reaktionsfreudige Substanzen (Atome, Moleküle oder Ionen) zusammengefasst, die in der Lage sind, chemische Reaktionen auszulösen, die biologische Membranen und die chemische Struktur von biologischen Baustoffen schädigen. Diese freien Radikale entstehen im Stoffwechsel und werden durch bestimmte Enzyme unschädlich gemacht, zu deren Aufbau die genannten Stoffe möglicherweise in höherem Maße notwendig sind als bisher angenommen. Die freien Radikale entstehen aber auch vermehrt durch äußere Einflüsse wie Zigarettenrauch, Nahrungsbestandteile, bestimmte Medikamente und Bestrahlung mit ultraviolettem Licht, das im Sonnenlicht enthalten ist.

Wann sind Vitaminpillen nützlich?

Aufgrund der Schutzeffekte von Vitaminen ist in der Akutphase des Tinnitus und der Hörstörungen eine Vitaminergänzung sinnvoll. Sofern nicht allgemein ärztliche oder internistische Befunde dagegen sprechen, sollte die Akutbehandlung durch die Vitamine A bzw. Beta-Carotin, C, E und das Spurenelement Selen unterstützt werden, besonders dann, wenn eine Therapie in der Sauerstoffdruckkammer durchgeführt wird. Gerade die Anwendung von Sauerstoff in dieser hohen Konzentration führt zu erhöhtem Anfall der freien Radikale. Der Körper braucht in dieser Phase also vermehrt die Stoffe, die diese freien Radikale unschädlich machen.

Stellen Sie sich deshalb mit der Ernährung auf diesen erhöhten Bedarf an Radikalfängern ein und essen Sie Produkte mit einem hohen Gehalt dieser Stoffe:

- **Vitamin E** kommt hauptsächlich in Butter, Eigelb, Milch und Milchprodukten vor, darüber hinaus in Weizenkeim- und Maiskeimöl, in Soja, Vollkornprodukten und Weizenkeimen. Es ist relativ hitzestabil. Das Wiedererhitzen von Bratfett zerstört jedoch Vitamin E vollständig.

- **Vitamin A** ist reichlich in Milch, Butter, Käse und Innereien enthalten, seine Vorstufe Beta-Carotin in Karotten, Tomaten,

Grünkohl, Brokkoli, Paprika, Erbsen. Es ist relativ hitzebeständig, jedoch licht- und sauerstoffempfindlich. Der Kochverlust beträgt etwa 20 Prozent.

- **Vitamin-C**-haltige Nahrungsmittel sind Kartoffeln, Paprika, Zitrusfrüchte und grüne Gemüse. Vitamin C ist sehr hitze- und sauerstoffempfindlich. Der Kochverlust beträgt bis zu 45 Prozent.

- **Selen** ist in unseren Breitengraden ein Mangelstoff. Der vermehrte Ausarbeitungsgrad von Mehlen, Reis usw. und das Auslaugen der auf reichen Ertrag getrimmten Böden führt zu einer Abnahme des Selengehaltes der Nahrung. Wichtige Quellen für die Selenzufuhr sind Fisch, Schalentiere, unausgemahlene Getreideprodukte, Eier und Milchprodukte, Kokosnüsse, Hefe (besonders Bierhefe), außerdem Knoblauch.

Nahrungsmittel-Unverträglichkeiten

Manche Patienten berichten, ihr Ohrgeräusch verstärke sich nach Genuss verschiedener Lebensmittel (z.B. Alkohol, bestimmte Weinsorten, Käse, Nüsse). In diesen Fällen ist die Wahrscheinlichkeit groß, dass eine immunologische Ursache für eine Fehlsteuerung des Hörsystems vorliegt. In diesem Fall sind eine Bestimmung von Antikörpern gegen körpereigene Strukturen (Autoantikörper) im Serum durch Speziallabors und eine Allergie-Diagnostik anzuraten. Manche Wissenschaftler vermuten aber auch eine Reaktion des Innenohres auf Tyramin, das aus diesen Lebensmitteln freigesetzt wird.

Wenn Sie bei sich solche Zusammenhänge beobachten, sollten Sie die Nahrungsmittel, auf die Sie reagieren, meiden. Eine solche Diagnostik kann jedoch nicht bei jedem Tinnitus-Patienten durchgeführt werden, sondern richtet sich nach exakten Beobachtungen der Patienten (z. B. mithilfe eines Tagebuchs).

Besondere Kost- und Diätformen

Wir werden täglich mit einer Unzahl der unterschiedlichsten Ernährungsempfehlungen bombardiert, die einmal für den gesunden, ein anderes Mal für den kranken Menschen Gültigkeit haben sollen. Der Wert dieser Ernährungsempfehlungen ist sehr umstritten und teilweise zweifelhaft. Ein Teil der auf dem Markt angebotenen Diätformen geht an gesicherten Erkenntnissen vorbei bzw. orientiert sich an falschen Voraussetzungen. Bei einer Daueranwendung bestimmter Diätarten ist deshalb anzunehmen, dass eine optimale Versorgung des Körpers mit den notwendigen Stoffen nicht gegeben ist. Eine viel gepriesene Diät muss besonders dann kritisch gesehen werden, wenn sie weltanschauliche oder religiöse Hintergründe vermuten lässt oder teuer ist.

In der Diskussion um die richtige Therapie des Tinnitus tauchen ebenfalls Ernährungsempfehlungen auf. In Kurkliniken werden verschiedene Diätformen angeboten, die meist Bestandteil eines komplexen Gesamt-Behandlungskonzeptes sind. Ihre Wirkung wird also durch weitere Therapien verstärkt und unterstützt. In diesem Sinne sind sie keine eigentlichen

Diäten, sondern eine von mehreren Behandlungssäulen eines Kurprogramms.

Wichtig Vermeiden Sie, aus einer bestimmten Diät eine Weltanschauung zu machen oder sich Zwänge aufzuerlegen, die keineswegs dazu geeignet sind, das Ohrgeräusch besser zu ertragen.

Vegetarismus

Vegetarier, die neben Pflanzenkost auch Milchprodukte und Eier essen, decken ihren Nährstoffbedarf gut. Pflanzliches Eisen wird jedoch schwerer ins Blut aufgenommen als Eisen aus tierischer Nahrung; deshalb ist gelegentlich die Deckung des Eisenbedarfs erschwert. Mangelerscheinungen stellen sich trotzdem relativ selten ein. Der Eisenspiegel sollte jedoch kontrolliert werden.

Eine streng vegetarische Lebensweise ohne Milch- und Eierkonsum, wie sie die Veganer praktizieren, muss äußerst kritisch betrachtet werden. Hier besteht am ehesten die Gefahr einer Mangelversorgung mit essenziellen Nährstoffen, besonders während der Kindheit und in der Schwangerschaft.

Größere Studien, die untersuchen, ob Vegetarier seltener an Innenohrfunktionsstörungen leiden, liegen derzeit nicht vor. Vegetarier sind in der Regel gesundheitsbewusster, verzichten auf Alkohol und coffeinhaltige Getränke und meistens auch auf das Rauchen. Möglicherweise hat deshalb bereits die gesunde

Lebensweise eine gute vorbeugende Wirkung, die nicht unbedingt allein auf die Ernährungsweise zurückzuführen ist.

Trennkost

Grundprinzip der Trennkost ist, dass Eiweiß und Kohlenhydrate innerhalb einer Mahlzeit nicht gemeinsam verzehrt werden dürfen. Darüber hinaus werden unnatürliche Lebensmittel wie Zucker, Weißmehl, polierter Reis und ähnliche gemieden. Der Verzehr von Fleisch wird eingeschränkt.

Nach ernährungsmedizinischen Gesichtspunkten erscheint die Trennung von Eiweiß und Kohlenhydraten bei der Nahrungsaufnahme ohne Sinn. Ebenso ist die Einteilung in so genannte Basennahrung und Säurenahrung kritisch zu sehen. Die Trennkost birgt jedoch nicht die Gefahr eines Nährstoffmangels. Positiv sind der verminderte Fleisch- und Cholesterinverzehr bei gleichzeitig ballaststoffreicher Ernährung.

Schroth-Kur

Die Schroth-Kur soll der Entschlackung des Körpers dienen. Sie wird nach einem geregelten Prinzip von Trocken- und Trinktagen durchgeführt, wobei an den Trockentagen vor allem Getreideprodukte, Trockenobst usw. verzehrt werden. An den Trinktagen liegt die Betonung auf der Flüssigkeitszufuhr, laut Originalvorschrift als Wein, heute häufiger in Form von Frucht- und Gemüsesäften. Der Verzicht auf Alkohol wäre gerade bei Tinnitus zu befürworten. Während der Schroth-Kur ist die Kalorienaufnahme vermindert, sie führt also zu Gewichtsverlust. Da sie mit intensiven Anwendungen aus dem Bereich der physikalischen Medizin (Wickel, Kneipp-Anwendungen etc.) kombiniert wird, ist ein hoher Effekt zur Stabilisierung des vegetativen Nervensystems gegeben. Die Schroth-Kur erscheint deshalb bei Tinnitus-Patienten geeignet, denen es um eine intensive körperliche Erholung und Entschlackung geht.

Tinnitus: gestern – heute – morgen

Die Erforschung des Hörsystems vom Innenohr bis zum Wahrnehmungszentrum im Gehirn ist heute eine der großen Aufgaben der Grundlagenforscher.

Ein Blick zurück

Das Ohr war von je her ein Ort von Mysterien, und bestimmte Ohreindrücke wurden immer mit Mysterien verknüpft. Das Ohrensausen wurde in den verschiedensten Kulturen nicht als Krankheit oder lästiges Phänomen gesehen. So wurden bei den Ägyptern bereits im dritten Jahrhundert v. Chr. Menschen, insbesondere Knaben mit Ohrgeräuschen, als Medien zu den göttlichen Wesen verehrt. In der Bibel wird Ohrensausen benutzt, um den Zustand äußersten Entsetzens zu schildern; z. B. im 1. Buch Samuel 3, 1 heißt es: »Und der Herr sprach zu Samuel: ›Fürwahr, ich werde in Israel etwas tun, sodass jedem, der davon hört, beide Ohren gellen.‹«

Nach einem eigentümlichen Glauben der Vietnamesen wird das Ohr von einem kleinen Tierchen bewohnt, welches das Ohr beschützt und das selbst auch seine Exkremente, das Ohrenschmalz absetzt. Ohrenklingeln entsteht, wenn dieses Tier mit anderen eindringenden Tier- oder Fremdkörpern in Kampf gerät. Geht das Tierchen verloren, so entsteht Taubheit.

Ab Hippokrates beginnt Tinnitus eine medizinische Bedeutung zu bekommen. Umfangreiche Literatur findet sich auch bei Galen (130–200 n. Christus), der erstmalig Ohrenklingeln als eigene Krankheit neben Schwerhörigkeit erwähnt. Bereits damals bestand die Therapie bei Ohrgeräuschen in der Abstumpfung der Empfindlichkeit des Gehöres durch Opium oder Madragorasaft. Nach Galen gab es Jahrhunderte, in denen sich die Medizin nicht weiterentwickelte. Tralles (525–605) schildert die Ursache von Ohrensausen in Beziehung zu einer reizbaren Empfindlichkeit des Gehörsinnes und bei Krankheiten des Gehirns. Bei den Arabern war es der christliche Arzt Mesue (ca. 1000), der die Ohrgeräusche in Verbindung mit Schwächezuständen und fieberhaften Krankheiten brachte. Er führte eine Menge von Kräutern an, die als Instillation in die Ohren heilen sollten.

Vom siebten bis zum dreizehnten Jahrhundert waren die Klöster die Domäne der Heilkunde, und ein medizinischer Fortschritt ist in dieser Zeit nicht erkennbar. An die Stelle der Naturbeobachtung trat der düstere Aberglaube, die Heilung geschah durch Wundermittel und Zauberei. Erst die Schulen von Salerno und Montpellier ab dem zwölften Jahrhundert führten zu einem Aufblühen der systematischen Medizin. Auch hier wird Tinnitus erwähnt, und zur Behandlung kamen innere und lokale Mittel aus dem Arzneischatz der Araber. Der bekannteste Forscher des Mittelalters und der Renaissancezeit war wohl Paracelsus (1491–1541), der Ohrgeräusche auch chirurgisch behandeln ließ. Ausgang des 17. Jahrhunderts waren die Forscher sich im Klaren, dass das subjektive Ohrgeräusch vom

Info **Berühmte Tinnitus-Patienten**

In der Literatur, der Musikgeschichte, der Kunst und auch in der Politik gibt es immer wieder berühmte Persönlichkeiten mit Tinnitus. Hierunter fallen z. B. Martin Luther, der wohl unter einem extremen Morbus Ménière und Tinnitus litt, Ludwig van Beethoven, der schlussendlich sogar ertaubte und Robert Schumann sowie Smetana, der seinen Tinnitus in seinem Streichquartett »Aus meinem Leben« in Form eines schrillen hohen E's verewigte. Auch Charles Darwin hat seinen Tinnitus in Form eines Tagebuches dokumentiert. Berühmte Künstler mit Tinnitus waren Francisco de Goya und auch Vincent van Gogh, der sich vermutlich wegen seines Tinnitus das rechte Ohr abgeschnitten hat, was in einem seiner berühmten Bilder zum Ausdruck kommt.

Auch so bekannte Persönlichkeiten wie Barbra Streisand, Neil Young, Pete Townshend, Eric Clapton, Charly Haden und Al di Miola sind betroffen.

Hörnerv, vom Gehirn oder den Blutgefäßen herrühren kann. In der Literatur zeigt sich dann auch die Hilflosigkeit gegenüber diesem Phänomen. Es entstanden – wie bis heute – abstruseste Therapieempfehlungen und Kräutermischungen, die den gequälten Opfern helfen sollten. So findet man bei Deatatus (1628) z. B. folgendes Rezept: »Würmchen, die man im Eichenholz und in der Eichenrinde findet, etwa 20 an der Zahl, koche man im Öl von unreifen Oliven. Dann höhle man eine Zyklamenwurzel aus, fülle diese mit Öl, Rauten, Würmern soviel man finden kann, füge Bertrampulver hinzu und zerstampfe dies in einem Mörser kräftig. Von diesem Saft träufle man einige Tropfen über neun Tage hin in die Ohren. Du wirst wunderliches Erleben!«

Die seriöse Medizin sah schließlich Tinnitus als eigenständiges Ohrsymptom an, meist in Verbindung mit einer Schwerhörigkeit oder nach einem Schädeltrauma entstanden. Die therapeutischen Empfehlungen wurden nun mit psychischer Dysfunktion in Verbindung gebracht, und es manifestierte sich die Hilflosigkeit der Ärzte und die Aussage gegenüber den Betroffenen »damit musst du leben«. Diese Einstellung gegenüber dem Tinnituspatienten und eine daneben aufblühende Quacksalberei bestehen leider teilweise bis zum heutigen Tag.

Wo steht die Tinnitus-Behandlung heute?

Bezüglich des Tinnitus gibt es sehr gute epidemiologische Untersuchungen aus den Vereinigten Staaten, aus Schweden und Australien. In Deutschland hat sich die Deutsche Tinnitus-Liga mit einer sehr detaillierten Untersuchung verdient gemacht.

Tinnitus ist heute ein Problem aller westlichen Gesellschaften. Die Menschen zwischen dem 50. bis 65. Lebensjahr sind am häufigsten betroffen. Insbesondere die amerikanischen Studien haben einige Risikofaktoren für die Entstehung eines Ohrgeräusches herausgearbeitet.

Bezüglich der Lokalisation des Tinnitus ist festzustellen,

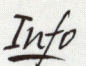 **Risikofaktoren**

- Ohrerkrankungen

- Lärmexposition

- Einfluss durch Medikamente wie Salicylate, Rheumamittel, bestimmte Nierenmittel (Diuretika), Chemotherapeutika, Blutdruckmittel und Antibiotika

- Schilddrüsenfehlfunktionen

- Schädel- oder HWS-Traumen

- Alkohol

- Nikotin (insbesondere Zigaretten)

- Angststörungen

- Depression

- familiäre Probleme

- schlechter Allgemeinzustand

- niedriges Ausbildungsniveau

- niedriger sozialer Status

- niedriger oder hoher Body-Mass-Index

- ländliches Wohngebiet

dass die meisten Menschen unter einem beidseitigen Tinnitus leiden. Wenn jemand nur einseitig betroffen ist, so ist in der Regel das linke Ohr stärker betroffen als das rechte.

Bezüglich des Verlaufes des Tinnitus zeigt sich, dass ein Tinnitus im Laufe der Zeit meistens schwächer wird. Auf diesen Umstand hat schon Prof. Goebel immer wieder hingewiesen. Daran mag man erkennen, dass Ohrgeräusche durch »Gewöhnung« im Lauf der Zeit weniger beachtet werden können.

Die psychische Belastung durch einen Tinnitus ist im Durchschnitt ein Jahr nach der Entstehung am größten und nimmt dann wieder ab. Sie ist dann am stärksten, wenn Tinnitus mit einer Lärmempfindlichkeit (Hyperakusis) verknüpft ist. Die Statistik zeigt auch, dass die Tinnituserkrankung oft mit Hörstörungen, Schwindel und einer Lärmempfindlichkeit verbunden ist.

Wichtig **Vermeiden Sie Streitigkeiten vor Gericht!** Schließen Sie möglichst rasch ein schwebendes Verfahren bezüglich Rente o. Ä. ab. In Streitfällen streben Sie möglichst schnell einen Abschluss in Form eines Vergleiches ohne langjährige Gerichtsverfahren an, da es sonst zu einer Verschlimmerung des Tinnitus kommt und eine Gewöhnung beziehungsweise auch eine Retraining-Therapie nicht möglich sind.

Interessant ist auch der Zusammenhang zwischen der Tinnitusbelastung und Berentungs- und Pensionsfragen. Hier zeigt sich, dass die Tinnitusbelastung am größten ist, solange ein Berentungsverfahren oder auch Gutachten nach Unfall im Zusammenhang mit Tinnitus in Bearbeitung ist. Daraus ergibt sich die heutige Lehrmeinung, dass vernünftige Tinnitustherapien erst nach Abschluss eines solchen Verfahrens oder gar Gerichtsstreites in die Wege geleitet werden sollen.

Info **Kinder und Tinnitus**

Kinder beklagen sich selten über Tinnituswahrnehmungen. Sie haben ein nicht so stark ausgeprägtes Körperempfinden und sind leichter ablenkbar, sodass sie über ein leises Ohrgeräusch schnell »hinweghören«. Dieses Hinweghören ist prinzipiell als positiv zu bezeichnen und entspricht dem, was Erwachsene oft erst lernen müssen. Es wäre deshalb falsch, Kinder durch Nachfragen immer wieder auf ein Ohrgeräusch aufmerksam zu machen!

Wenn sich jedoch Kinder über ein Ohrgeräusch beklagen, muss dies ernst genommen werden! Die medizinische Behandlung, z. B. nach einem Knalltrauma, entspricht der beim Erwachsenen. HNO-ärztlich muss ein Hörschaden ausgeschlossen werde. Bei Kindern mit Ohrerkrankungen und bei Schwerhörigkeiten müssen die Grunderkrankungen behandelt werden.

Aus psychologischer Sicht ist oft zu beobachten, dass sich die Eltern mehr Sorgen machen als die Kinder! Man muss deshalb – unter Umständen auch getrennt – mit Kindern und Eltern sprechen. Ganz wichtig ist die Vermeidung einer Problematisierung des Tinnitus.

Dem Rätsel »Tinnitus« auf der Spur

Die Anstrengungen von Wissenschaftlern in aller Welt, dem Phänomen Tinnitus auf die Spur zu kommen, konzentrieren sich derzeit auf folgende Bereiche:

- Die Grundlagenforschung
- Die Entwicklung eines Tinnitus-Medikaments
- Die Suche nach der Möglichkeit, Tinnitus im Tierexperiment zu reproduzieren
- Die Suche nach neuen bildgebenden Verfahren
- Die Weiterentwicklung der Retraining-Therapie und Ergebniskontrolle
- Die Überprüfung der modernen Akuttherapie des Ohrgeräusches
- Der Einsatz eines Cochlea-Implantates bei hochgradig Schwerhörigen
- Die audiologische Forschung

Die Erforschung des Hörsystems vom Innenohr bis zum Wahrnehmungszentrum im Gehirn ist heute eine der großen Aufgaben der Grundlagenforscher. Nachdem es bereits 1986 gelungen war, eine lebende Haarzelle aus dem Innenohr eines Meerschweinchens unter dem Mikroskop zu beobachten, war ein bahnbrechender Schritt zur weiteren Erforschung des Innenohres gelungen. Während die weiteren Studien auf dem Gebiet des Innenohres große Fortschritte erzielten, stecken die Kenntnisse über die Verarbeitung der Hörsignale im Gehirn noch in den Kinderschuhen. Bei dieser Thematik weitet sich die Grundlagenforschung zwangsläufig auf die Gebiete der Sinnesphysiologie, Biochemie, Neuroanatomie, Biologie und Physik aus, sodass nur durch Zusammenarbeit aller dieser Fachgebiete ein weiterer Erfolg erreicht werden kann. Die Otologen sind sich dabei einig, dass sie nicht mehr allein aus der Kenntnis ihres Fachgebietes heraus diese großen Aufgaben bewältigen können. Es ist erfreulich, dass die interdisziplinäre Tinnitusforschung zunehmend durch verschiedenste Organisationen und Firmen finanziell unterstützt wird. Die »Tinnitus Research Initiative« (TRI) ist ein mustergültiges aktuelles Beispiel für ein gemeinsames Forschen von hochkarätigen Experten aus allen Ländern.

Was tut sich in der Forschung?

- **Entwicklung eines Medikaments.** Die Überprüfung der Wirksamkeit eines Medikaments am Menschen ist schwierig, da den Probanden kein Schaden zugefügt werden darf. Tierexperimente sind ebenfalls problematisch, da es kein Tier gibt, das zu erkennen gibt, ob es an Tinnitus leidet. Die Medikamentenstudien sind daher höchst kompliziert.

- **Magnetstimulation des Gehirns.** Mithilfe der Magnetstimulation des Gehirns will man neue Wege gehen. Hierbei wird zunächst mittels funktioneller Kernspintomografie das Hirnareal dargestellt, in dem der Tinnitus aktiv ist (sog. Hot spot). Anschließend wird dieser Bereich mit niederfrequenter Magnetkraft (ein Hz) stimuliert.

- **Forschung der Funktion des Gehirns.** Die Hirnforscher arbeiten heute intensiv daran herauszufinden, wie akustische Signale im Gehirn verarbeitet werden, wie es dazu kommt, dass Geräusche störend wirken, andere Geräusche aber abgefiltert werden können. Man beschäftigt sich mit der Signalübertragung an den Sinneszellen und mit der Erforschung des Lernens und Abspeicherns im Gehirn. Da z. B. chronischer Schmerz ähnlich wie Tinnitus auch gelernt wird, hat die heutige Schmerzforschung viel mit der Tinnitusforschung gemeinsam.

- **Neurobiofeedback.** Die heutigen Computer können den Wissenschaftlern deutlich mehr Informationen aus der Auswertung der elektrischen Hirnströme geben. Damit kann auch ein tinnitusspezifisches Signal dem Patienten sichtbar gemacht werden, und er lernt, damit zu »üben«. Der Betroffene lernt also, seine Hirnaktivität zu steuern und damit den Tinnitus zu beeinflussen.

- **Einfluss der Halswirbelsäule.** Zwischen der oberen Halswirbelsäule und den Hörzentren im Gehirn existieren sehr schnelle Nervenbahnen. Dadurch können funktionelle Störungen der HWS zu einem Tinnitus führen – man spricht hier von einem so genannten »somatosensorischen Tinnitus«.

- **Strom gegen Tinnitus?** Direkt ins Ohr eingreifende Verfahren, wie die Stimulation des Innenohres mit elektrischem Strom oder auch die Elektrostimulation des Gehirns sind Gegenstand der Grundlagenforschung.

- **Neues über Hörgeräte.** Auf dem Gebiet der Hörgeräteversorgung sind neue Entwicklungen im Gange, die sowohl die Verstärkertechnik als auch die verbesserte Ankoppelung an das Hörsystem betreffen. In absehbarer Zeit wird es möglich sein, Hörgeräte zu produzieren, die noch wirksamer die Sprache verstärken und dabei die Nebengeräusche unterdrücken. Bereits jetzt sind einige Geräte auf dem Markt, die vollständig digital arbeiten und zu diesem Zweck einen Sprachprozessor, also ein Minicomputersystem, benutzen. Die Möglichkeit, Hörgeräte direkt in das Mittelohr einzubauen, existiert bereits.

- **Hörvorgänge, Psychologie und Medikamente.** Derzeit versuchen Forscher, die Residuale Inhibition (siehe Seite 40), d. h. die »Tinnituspause« nach Gabe eines Tones durch ein Trainingsprogramm unter gleichzeitigem Einsatz eines im Gehirn wirksamen Medikaments (Pregabalin) zu verlängern. Das ist ein ganz neuer, spannender Ansatz, bei dem akustische Phänomene bei Tinnitus, Lernvorgänge und Medikamente gekoppelt werden.

Schlusswort

Bei der heutigen Unsicherheit in der Behandlung des Tinnitus wird eine Vielfalt an Therapien angeboten, die in der Regel ungeprüft sind, denen aber der verzweifelte Tinnitus-Patient hoffnungsvoll entgegensieht. Aus meiner Sicht bleibt zu wünschen, dass Selbsthilfegruppen, Krankenkassen und andere helfende Organisationen ihre finanziellen Mittel nicht kritiklos in diesen Therapiedschungel investieren, sondern das Geld auch für die Forschung und für kritische und unabhängige Studien zur Erfolgskontrolle zur Verfügung stellen. Dies könnte dazu führen, dass Arzt, Patient und Kostenträger manche zunächst überschätzte Therapiemöglichkeit relativieren, und dass Ordnung in die Tinnitus-Behandlung zu bringen ist.

Anhang

Wichtige Begriffe und ihre Bedeutung

Angststörung: Neben der Depression häufigste psychische Begleiterscheinung bei Tinnitus; typisches Symptom: nächtliches Aufwachen mit lautem Ohrgeräusch; muss dringend einer psychologischen Diagnostik zugeführt werden. Die Behandlung einer Angststörung kann sehr effektiv medikamentös und verhaltenstherapeutisch durchgeführt werden.

Audiogramm: Hörkurve, die das subjektive Hörvermögen beschreibt; ein A. wird mittels einer Hörprüfung ermittelt, bei der das Hören bei Frequenzen von 125 bis 10 000 Hz bestimmt wird

Aufmerksamkeitsumlenkung: Wichtige Methode aus der psychologischen Tinnitustherapie, mit der verhindert werden soll, dass der Betroffene sich zu sehr auf den Tinnitus konzentriert. Dies geschieht durch ganz allgemeine Maßnahmen wie ins Kino gehen, Freundschaften pflegen, Urlaub planen, seinen Hobbys nachgehen etc.

Akustikusneurinom: Gutartiger (!) Tumor, ausgehend vom Hör- und Gleichgewichtsnerv; kann durch das Wachstum in seinem knöchernen Kanal den Hörnerv komprimieren und führt dann zu Tinnitus und Hörstörungen; muss nicht in jedem Fall operiert werden, da das Wachstum dieses Tumors sehr langsam ist.

BERA (Brainstem Evoked Response Audiometry): Untersuchungsmethode, die die über das Hören entstandenen Hirnströme misst. Wichtige Methode zur objektiven Feststellung des Hörvermögens und auch zum Ausschluss eines Akustikusneurinoms.

Blutwäsche: Besondere Therapieform beim Hörsturz, bei der das zur Verklumpung des Blutes führende Fibrinogen aus dem Blut herausgewaschen wird. Die Indikation ist insbesondere bei akuter Ertaubung, bei massiven akuten Hörverlusten und auch z. B. Hörsturz in der Schwangerschaft zu diskutieren.

Cochlea: Hörschnecke, in dem sich das Innenohr mit seinen Haarzellen befindet. Hier findet die Umwandlung der Schallwellen in elektrische Signale statt.

Cochlea Implant (»CI«): Elektrodensystem, das zum Teil in die Hörschnecke implantiert wird; wurde in den letzten Jahren bei kompletter Ertaubung verwendet. Der technische Fortschritt macht auch den Einsatz bei hochgradiger Schwerhörigkeit möglich. Mit dem CI implantierte Patienten berichten häufig über eine Besserung ihres Tinnitus.

Comorbidität: Gleichzeitigs Vorhandensein zweier verschiedener Erkrankungen, die gegebenenfalls miteinander verknüpft sind, so z. B. Tinnitus und Depression oder Tinnitus und Angststörung.

Coping: Eigenschaft, mit einer Situation zurechtzukommen, z. B. schlechte Traumen zu verarbeiten.

Cortison: Körpereigenes Hormon, das therapeutisch zur Abschwellung und Entzündungshemmung verwendet wird; wird standardmäßig beim akuten Tinnitus und auch beim Hörsturz eingesetzt.

Counseling bei Tinnitus: Den Tinnitus betreffende Beratung; erklärt in verständlicher Form die Ursachen, Therapiemöglichkeiten und Reaktionen des Gehirns und dessen Verarbeitungsmöglichkeiten; enorm wichtig bei frischem Tinnitus. Ein gutes Counselling beim akuten Tinnitus kann eine Chronifizierung verhindern; sie ist außerdem das wichtigste Element der Retraining-Therapie.

Defokussierung: Ablenkung von einer krampfhaften Wahrnehmung eines Tinnitus, d. h. des Hinhörens auf den Tinnitus, aber auch Ablenkung von negativen Gedanken, die mit dem Tinnitus verknüpft sind.

Dekompensierter Tinnitus: Tinnitus, der ein so großes Leiden verursacht, dass eine normale und glückliche Lebensführung nicht mehr möglich ist.

Depression: Wichtigste Comorbidität bei Tinnitus. Eine Depression kann zu Tinnitus führen, wird aber auch oft durch Tinnitus ausgelöst. Wird eine solche Depression nicht rechtzeitig erkannt, kommt es zu einer Verschlimmerung des Tinnitus und zu einem langen Leidensweg. Bei dekompensiertem Ohrgeräusch muss deshalb durch eine psychologische Diagnostik eine Depression rechtzeitig erkannt werden.

Deutsche Tinnitus-Liga: Größte europäische Selbsthilfegruppe; die Liga unterstützt nicht nur Betroffene, sondern auch Ärzte und Fachleute sowie andere Tinnitustherapeuten mit Ratschlag und Informationen.

Dysfunktionale Gedanken: Negative Gedanken (z. B. »mit dem Tinnitus werde ich nie zurechtkommen«, »das hat mir gerade noch in meinem Leben gefehlt«); beim Festhalten (Fokussieren) auf solche Gedanken wird Tinnitus lauter und eine Habituation kann nicht stattfinden.

Endolymphe: Flüssigkeit im zentralen Kanal des Innenohres.

EUTi (European Federation of Tinnitusassociations): Dachverband aller europäischen Selbsthilfegruppen.

Fokussierung: Konzentration auf den Tinnitus, auch z. B. das Festhalten an negativen Gedanken, die mit dem Tinnitus verknüpft sind.

Funktionelles MRT: Untersuchungsmethode, die neben den Strukturen des Gehirnes auch Stoffwechselvorgänge darstellt. Ein f. MRT zeigt indirekt Tinnitus im Gehirn auf. Diese Untersuchungen werden im Rahmen der Hirnforschung bei Tinnitus eingesetzt.

Genusstraining: Pflege des eigenen Belohnsystems durch z. B. Urlaub machen, Freunde besuchen, Essen gehen, wieder mal ins Kino gehen; wichtiges Grundprinzip zur Defokussierung, d. h. zur Ablenkung vom Tinnitus.

Haarzellen: Sinneszellen im Innenohr, die mechanische Reize in Nervenaktivität umwandeln; das eigentliche »Mikrofon« des Ohres, das die mechanischen Schallwellen der Umgebung in elektrische Impulse umwandelt, die wiederum vom Gehirn verarbeitet werden können. Pro Ohr findet man über 40 000 Haarzellen, jede der Haarzellen ist im Prinzip für die Signalübertragung einzelner Frequenzen zuständig.

Habituation: Gewöhnung an einen Tinnitus; die meisten Tinnituspatienten gewöhnen sich spontan an ihr Geräusch und können es mit der Zeit »vergessen«. Bestimmte Habituationsverfahren werden hauptsächlich in Tinnituskliniken und im ambulanten Bereich angewandt.

Hörsturz: Plötzlicher Hörverlust.

Hydrops: Pathologische Druckerhöhung im Innenohr; zeigt sich durch eine Störung des Tieftongehörs und durch ein brummendes Ohrgeräusch; gelegentlich mit Schwindel verknüpft und dann Vorstufe zum Morbus Ménière.

Hyperakusis: Überempfindlichkeit gegenüber Lärm und Geräuschen; sehr häufige Begleiterscheinung bei Tinnitus und Schwerhörigkeit; häufig in Verbindung mit einer Angststörung.

Hyperbare Sauerstofftherapie (HBO): Aufenthalt in einer Überdruckkammer, um den Sauerstoffgehalt des Körpers zu erhöhen. Die hyperbare Sauerstofftherapie kann ein bestehendes Sauerstoffdefizit im Körper ausglei-

chen und wird deshalb bei allen Erkrankungen mit Sauerstoffmangel angewandt; derzeit nicht von den Krankenkassen erstattet.

Katastrophisierende Gedanken: Extrem negative Gedanken (z. B. »der Tinnitus macht mein Leben ganz kaputt«, »jetzt werde ich taub«), die dazu führen, dass ein Tinnitus zum Leiden wird.

Knalltrauma: Durch ein akustisches Trauma (Knall, Schuss, Ohrfeige, laute
Konzerte) ausgelöste Hörstörung mit Tinnitus; wird wie ein Hörsturz als
Eilfall behandelt; Behandlung mit Cortison oder hyperbarer Sauerstoffthe-
rapie.

Kurzkur: Einwöchige Kur bei dekompensiertem Tinnitus mit anschließender
telefonischer Nachbetreuung; kann als Ersatz für die ambulante Therapie in
einem Tinnitusteam empfohlen werden.

Lasertherapie: Bestrahlung des Ohres oder des Trommelfelles mit Laserlicht;
Wirksamkeit nicht bewiesen.

Limbisches System: Funktionseinheit im Gehirn, die für die Verarbeitung von
Gefühlen verantwortlich ist. Die Strukturen des Limbischen Systems bilden
einen doppelten Ring um die Basalganglien und den Thalamus.

Magnetstimulation: Neues, noch unter Experimentalbedingungen laufendes
Therapieverfahren, bei dem bestimmte Hirnareale über transkranielle Magnetstimulation gereizt werden. Zuvor muss dieses Hirnareal mittels funktionellem Kernspin als Tinnituszentrum identifiziert werden.

Masker: auch: Noiser; Gerät, das – ähnlich wie ein Hörgerät – in der Ohrmuschel oder hinter dem Ohr getragen wird. Es produziert ein »medizinisches
Rauschen«, das im Sinne der Retraining-Therapie vom Tinnitus ablenkt und
die Hörbahn im Gehirn beruhigen kann. Das Gerät wird im Sinne der Retraining-Therapie eingesetzt und prinzipiell leiser eingestellt als der Tinnitus
(Teilmaskierung). Im Fachchargon werden diese Geräte auch Noiser ganannt.

Ménière: Erkrankung des Innenohrs, die durch anfallsartige Drehschwindel
mit Erbrechen, Hörverlust, Ohrensausen und Druckgefühl im Ohr gekenn-
zeichnet ist.

Misofonie: Bezeichnung für die abnormal starke Reaktion unseres vegetativen Nervensystems auf Geräusche (Ängste, Schweißausbrüche, Schlafstörungen).

MRT: Abk. für Magnetresonanztomografie, Synonym: Kernspintomografie,
kurz Kernspin; bildgebendes Verfahren zur Darstellung von Strukturen im
Körperinneren.

Negatives Counseling: Schlechte und pathologisierende Beratung durch Therapeuten (z. B. »damit müssen sie leben«, »andere Menschen haben auch Tinnitus«, »ich schicke sie jetzt zum MRT, um einen Hirntumor auszuschließen als Tinnitusursache«). Eine negative Beratung kann zu einer Tinnitusverschlechterung führen bzw. erst einen chronischen Tinnitus entstehen lassen.

Neurotransmitter: biochemische Stoffe, die die Signalübertragung von einer Nervenzelle zur anderen bewerkstelligen. Die Störung der Neurotransmitterfunktion entlang der Hörbahn ist vermutlich eine Tinnitusursache.

Noiser: Siehe Masker

Objektives Ohrgeräusch: Von außen hörbares Ohrgeräusch, z. B. Geräusche, die durch Strömungsprozesse in den Blutbahnen entstehen.

Ohrdruck: Gefühl erhöhten Drucks in den Ohren, das auf eine Störung des Wasserhaushaltes im Innenohr hinweisen kann.

Otoakustische Emissionen: Abk. OAE; objektives Verfahren zur Messung der Innenohrfunktion. Mittels der OAEs misst man die Beweglichkeit der Haarzellen und kann somit ohne Beeinflussung durch den Patienten die Funktion des Innenohres darstellen. Diese Untersuchung wird bereits beim neugeborenen Säugling angewandt, um das Hörvermögen zu überprüfen.

Ototoxizität: Giftigkeit von Substanzen für das Innenohr; führen zu Schwerhörigkeit, Tinnitus und Schwindel.

Pathologisierung: Dramatisierung eines eigentlich harmlosen Symptoms wie z. B. Tinnitus durch Therapeuten oder auch Laien, sodass der Eindruck einer schweren Krankheit entsteht.

Plastizität: Eigenschaft des Gehirns zum Lernen und zur selbstständigen Durchführung von Reparaturvorgängen. Plastizität des Gehirns ist bis ins hohe Alter hinein möglich. Habituation ist ein Beispiel für Lernvorgang und Plastizität im Gehirn.

Placeboeffekt: Positiv therapeutische Wirkung eines medizinisches Präparats ohne Wirkstoffgehalt.

Pulsierendes Ohrgeräusch: Rhythmisch wiederkehrendes Ohrgeräusch, das auf einen Zusammenhang mit einem krankhaften Prozess der Blutgefäße oder der Halswirbelsäule schließen lässt.

Recruitment: Überempfindlichkeit der Ohren bereits bei geringer Lautstärke, z. B. Geschirrklappern oder Kindergeschrei, infolge einer Innenohrstörung.

Retraining-Therapie: Konzept zur Tinnitustherapie.

Schädel-Hirn-Trauma: Abk. SHT; kombinierte Verletzung von Kopfschwarte, Schädel und Gehirn. Ein SHT kann prinzipiell zu Tinnitus führen, entweder durch direkte Schädigung des Gehirns, durch Schädigung des Innenohres (so genannte Commotio labyrinthi) oder auch indirekt über eine Verletzung der Halswirbelsäule.

Somatosensorischer Tinnitus: Durch die obere Halswirbelsäule bzw. das Kiefergelenk ausgelöster oder beeinflusster Tinnitus.

Sound enrichement: Beschallung der Umgebung mit Hintergrundgeräuschen.

Subjektives Ohrgeräusch: Ohrgeräusch, das nur der Patient hören kann.

Teilmaskierung: Anwendung eines Geräusches, das leiser eingestellt wird als der Tinnitus empfunden wird; Grundprinzip der Retraining-Therapie.

Tinnitusbewältigungstraining: Standardisiertes Training zur Behandlung eines chronischen Tinnitus.

Tinnitusinstrument: Gerät, das die Funktion eines Hörgerätes und Tinnitusmaskers kombiniert.

Tinnitusteam: Ärzteteam, bestehend aus HNO-Arzt, Psychologe und Hörgeräteakustiker; für die Versorgung von Tinnituspatienten im ambulanten Bereich im Sinne eines Disease-Managementprogramms Tinnitus notwendig.

Unbehaglichkeitsschwelle: Lautstärke, ab der Töne und Geräusche als unangenehm empfunden werden.

Literatur

Für Patienten

Cramer, A.: Tinnitus-Musiktherapie. Stuttgart 2008

Deutsche Tinnitus-Liga e.V.: Tinnitus – Was tun? Eine Informationsbroschüre

Fleischer, G.: Gut Hören – Heute und Morgen. Heidelberg 2000

Hallam, R.: Leben mit Tinnitus. München 1996

Kallert, J.: Mein Partner hat Tinnitus. Freiburg 1997

Kellerhals, B.: Tinnitus-Hilfe. Freiburg 1996

Tönnies, S.: Leben mit Ohrgeräuschen, 7. Aufl. Heidelberg 2001

Zur fachlichen Weiterbildung

Feldmann, H.: Tinnitus. Stuttgart 1992

Goebel, G. (Hrsg.): Ohrgeräusche, Psychosomatische Aspekte des komplexen chronischen Tinnitus. München 1992

Kröner-Herwig, B.: Psychologische Behandlung des chronischen Tinnitus. Stuttgart 1997

Hesse, G.: Retraining und Tinnitustherapie. Stuttgart 2000

Delp, W., D'Amelio, R., Archonti, C: Tinnitus. Ein Manual zur Tinnitus-Retrainingtherapie. Göttingen 2002

Selbsthilfeorganisationen

Die Deutsche Tinnitus-Liga

Die Deutsche Tinnitus-Liga hat eine in Europa einmalige Form der Organisation einer Selbsthilfe. Unter der derzeitigen Leitung des Ehepaars Knör und vielen Mithelfern ist in den letzten Jahren eine Institution mit derzeit 20 000 Mitgliedern aufgebaut worden. Eine ähnlich schlagkräftige Einrichtung findet man sonst nur in den Vereinigten Staaten in Form der American Tinnitus Association (ATA).

Eine der wichtigsten Aufgaben der Tinnitus-Liga ist die Weitergabe von Informationen an Betroffene wie auch an Ärzte. Sie fördert die Ärzteausbildung, die Aufklärung über Tinnitusverhütung, Forschung und Lehre, und sie betreut einzelne Selbsthilfegruppen. Die Tinnitus-Liga gibt viermal im Jahr das »Tinnitus-Forum« heraus, eine themenorientierte Zeitschrift, die der Information von Ärzten und Patienten dient. Es gibt sogar einen Telefonservice für Patienten.

Darüber hinaus kristallisiert sich ein wachsender Stamm von wissenschaftlichen Beratern um die Organisation heraus, wodurch sich die wissenschaftlichen Bemühungen um den Tinnitus in Deutschland intensivieren. Vermutlich hat bislang keine wissenschaftlich untermauerte Maßnahme so viel Positives für Patienten mit Ohrgeräuschen erreicht wie die Arbeit des Ehepaars Knör und seiner Mitarbeiter.

Lobby für Tinnitus-Patienten

Durch unermüdliche Öffentlichkeitsarbeit ist es der Organisation gelungen, das Krankheitsbild Tinnitus und die damit verbundene Problematik in der Ärzteschaft, bei Krankenkassen und Behörden stärker bewusst zu machen. Diese Öffentlichkeitsarbeit hat in den letzten Jahren zu einer sehr viel besseren medizinischen und sozialen Versorgung von Tinnitus-Patienten geführt. Eine wirkungsvolle Interessenvertretung aller Betroffenen im sozialpolitischen Bereich kann also tatsächlich gelingen. Der nächste Schritt wird sein, eine bessere Vorbeugung im beruflichen und privaten Bereich zu erreichen. Dies ist notwendig, um die weitere Ausbreitung von Schwerhörigkeit und Tinnitus zu verhindern. Dank des Einsatzes der Tinnitus-Liga ist es gelungen, die Tinnitus-Masker verordnungsfähig zu machen. Heute ist dieser Erfolg eine der entscheidenden Grundlagen zur Einführung der so erfolgversprechenden Retraining-Therapie mithilfe der Rauschgeräte, die als Tinnitus-Masker verordnungsfähig sind.

Die Tinnitus-Liga leitet Selbsthilfegruppen und gibt Ratschläge zu deren Gründung. Die Selbsthilfegruppen sind für viele Patienten der erste Kontakt und Anknüpfungspunkt, nachdem sie sich über den chronischen Verlauf des Krankheitsbildes bewusst geworden sind. Für manchen Patienten ist der Besuch einer Selbsthilfegruppe ein Wiederanfang des Lebens in sozialen Strukturen, nachdem er zuvor einen aussichtslosen Rückzug aus dem gesellschaftlichen Leben vollzogen hatte. Schon der Ausdruck »Geteiltes Leid ist halbes Leid« lässt die Möglichkeiten erahnen, die die Patienten in ihrer gemeinsamen Auseinandersetzung mit dem Leiden bekommen.

Wichtig Leider versuchen immer wieder unseriöse Anbieter von Tinnituspillen und Tinnitusgeräten mit Tinnituspatienten Geld zu machen. Es ist daher eine der wichtigsten Aufgabe in der Selbsthilfegruppe mithilfe ihrer wissenschaftlichen Berater Anfragen über neue Behandlungsmöglichkeiten und über den Stand der aktuellen Forschung zu beantworten.

Aus diesem Grund hat die Deutsche Tinnitus-Liga einen wissenschaftlichen Beirat gegründet, der neue Therapien kritisch beurteilt. Mitglieder dieses Beirats sind auch in der Lage, ähnlich der Stiftung Warentest, unabhängig von den Herstellern Tests und Studien durchzuführen.

Vielen Patienten genügt es, wenn sie in der Gruppe einige Ansprechpartner finden. Das Nicht-Besuchen und Verlassen von Gruppenabenden ist nicht unbedingt ein Zeichen der Unzufriedenheit, sondern in den meisten Fällen ein Indiz, dass die Patienten mit ihrem Ohrgeräusch zurechtkommen. Die Funktion der Selbsthilfegruppe, oft in Verbindung mit dem Mitgliederservice der Deutschen Tinnitus-Liga, hat in diesen Fällen ausgereicht, eine Phase des Niedergeschlagenseins und der Verzweiflung zu überbrücken und durch Gemeinsamkeit und gut gemeinte Ratschläge die Patienten durch diese Zeit zu tragen.

Wichtige Adressen

In den Niederlanden:
Commissie Tinnitus – NVVS
P.O. Box 129
NL-3990 DC Houten
Telefon: 0031-(0)30-2617616
Telefax: 0031-(0)30-2616689
www.nvvs.nl

AKUPUNKTUR

In Deutschland:
Deutsche Ärztegesellschaft für Akupunktur e.V.
www.daegfa.de

In Österreich:
Österreichische wissenschaftliche Ärztegesellschaft für Akupunktur
www.akupunktur.org

In der Schweiz:
ASA – Assoziation Schweizer Ärztegesellschaften für Akkupunktur und Chinesische Medizin
www.akupunktur-tcm.ch

HYPNOSE

In Deutschland:
Arbeitsgemeinschaft für Hypnosetherapie e.V.
www.hypnosetherapie-psychotherapie.de

MANUELLE THERAPIE, ÄRZTEORGANISATIONEN

In Deutschland:
Deutsche Gesellschaft für Manuelle Medizin/Chirotherapie e.V.
Obere Rheingasse 3
D-56154 Boppard
Telefon: 0049-(0)6742-8001-0
www.dgmm.de

In Österreich:
Österreichische Ärztegesellschaft für Manuelle Medizin e.V.
Riedelgasse 5
A-1130 Wien
Telefon: 0043-(0)1-88000-282
www.manuellemedizin.org

In der Schweiz:
Schweizerische Ärztegesellschaft für Manuelle Medizin
Röschstraße 18
CH-9006 St. Gallen
Telefon: 0041-(0)71-2465181
www.samm.ch

KRANKENGYMNASTEN

In Deutschland:
Deutscher Verband für Physiotherapie (ZVK) e.V.
Postfach 210280
D-50528 Köln
Telefon: 0049-(0)221-981027-0
www.physio-deutschland.de

In Österreich:
Verband der diplomierten Physio-
therapeutInnen Österreichs
Linke Wienzeile 8/28
A-1060 Wien
Telefon: 0043-(0)1-5879951
www.physioaustria.at

In der Schweiz:
Schweizer Verband der Physiothe-
rapeuten – physioswiss
Centralstraße 8b
CH-6210 Sursee
Telefon: 0041-(0)926-6969
Telefax: 0041-(0)926-6999
www.physioswiss.ch

PSYCHOLOGIE

In Deutschland:
Berufsverband Deutscher Psychologinnen und Psychologen (BDP)
www.bdp-verband.org

In Österreich:
Berufsverband Österreichischer
Psychologinnen und Psychologen
(BÖP)
www.boep.or.at

In der Schweiz:
Föderation Schweizer Psychologinnen und Psychologen (FSP)
www.psychologie.ch

AUSBILDUNG
(Retraining- und Tinnitus-Therapie für Ärzte, Psychologen und Hörge-räte-Akustiker)

In Deutschland:
Ärztlich-Psychologische Fortbil-
dungsgesellschaft
Maxplatz 5
D-83278 Traunstein
www.tinnitus-fortbildung.de

WEITERE NÜTZLICHE INTERNETADRESSEN

www.tinnitus-fortbildung.de
Kurse für professionelle Fort-
bildungen

www.schwindeltraining.de
Training bei Gleichgewichts-
problemen

www.meniere.de
Aktuelle Informationen über
Morbus Ménière

Register

Bildnachweis

Dr. Biesinger: S. 50, 198; Corbis: S. 56; Creativ Collection: S. 23, 62/63, 208/209;
Digital Vision: S. 111; Dr. Koitschev, Tübingen: S. 38; Thomas Möller, Stuttgart: S. 218;
MEV: S. 59; Pearl Izumi: S. 271; Photo Disc: S. 89, 102/103, 221, 230, 278, 280;
Pixland: S. 18/19, 86/87, 242/243

Werden Sie Ihr eigener Hörtherapeut!
ENDLICH UNGETRÜBTES HÖRVERGNÜGEN
Mit einer Erfolgsquote von über 80 % erzielt die Musiktherapie auch bei chronisch Betroffenen tolle Erfolge. Die richtige Musik, Innenohr-Gymnastik und tiefe Entspannung – mehr als diese drei Dinge braucht es nicht. Bereits nach 3 Wochen spüren Sie erste Erfolge.
Dr. Annette Cramer
Tinnitus
Wirksame Selbsthilfe mit Musiktherapie
TRIAS
Annette Cramer
Tinnitus: Wirksame Selbsthilfe mit Musiktherapie
€ 24,99 [D] / € 25,70 [A] / CHF 35,–
ISBN 978-3-8304-6496-9
Bequem bestellen über
www.trias-verlag.de
versandkostenfrei innerhalb Deutschlands
Wissen, was gut tut.
TRIAS

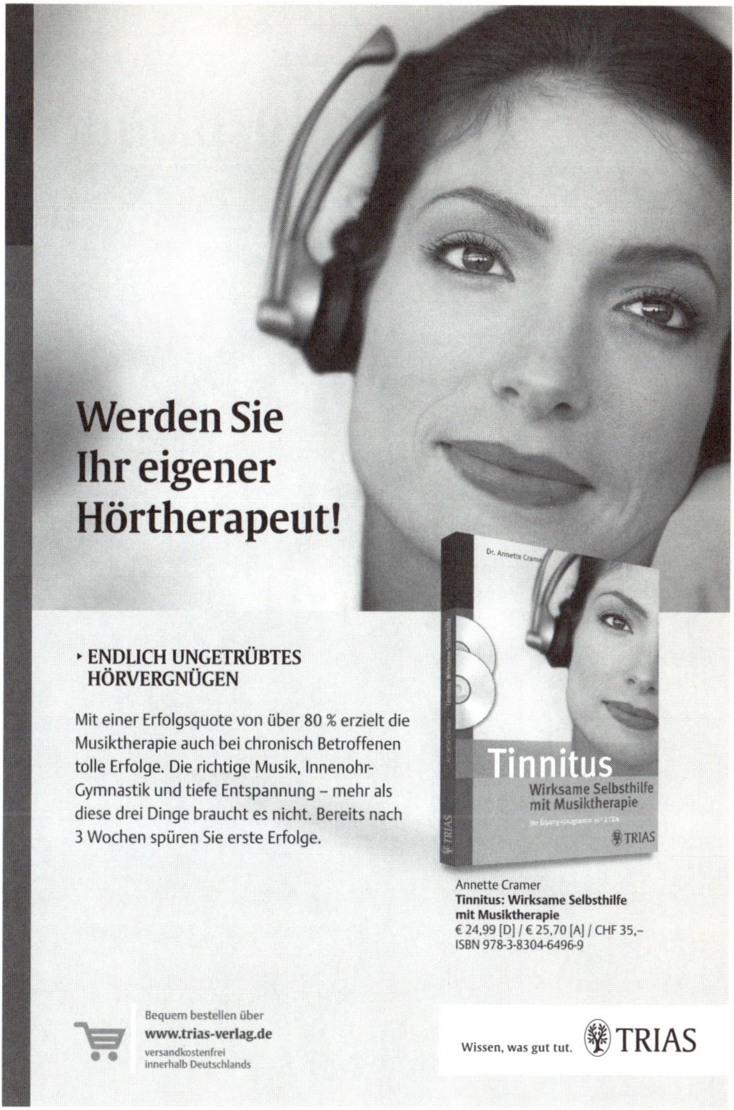

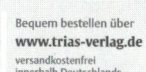

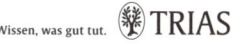

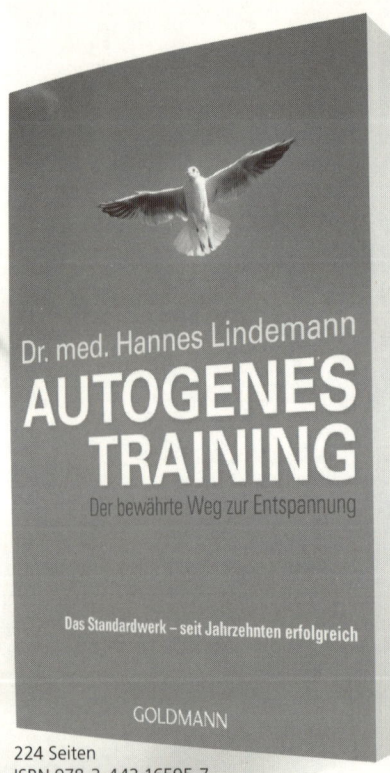
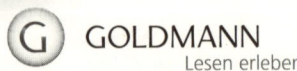